板倉弘重

JN284327

63歳で健康な人は、なぜ100歳まで元気なのか

人生に4回ある「新厄年」のサイエンス

講談社+α《プラスアルファ》新書

まえがき――迫り来る病気のリスクに先制攻撃を

情報の洪水ともいわれる昨今、巷《ちまた》には数え切れないほどの健康法があふれています。いわゆる「健康オタク」のメンタリティを称して、「健康のためなら死んでもいい」などという皮肉な言葉がありますが、決して笑いごとではありません。

特に「健康オタク」ではない人たちも、実は似たり寄ったり。なぜなら、玉石混交《ぎょくせきこんこう》の健康情報から真に有益な情報をすくい取ることは、かつてない困難を伴う状況にあるからです。実際、テレビや雑誌などに惑わされて病気になる人すら少なからず存在しています。

一例を挙げましょう。

「骨を丈夫にするためには、カルシウムとビタミンDが必要です」

この一文は決してウソではありません。しかしながら、条件や例外といった説明、あるいは但《ただ》し書きがないために、思わぬ落とし穴を招くのです。事実、こうした「断片的な真実」を信じて、サプリメントなどでカルシウムやビタミンDを摂《と》りすぎてしまう人が大勢います。

しかし、たとえばカルシウムを過剰摂取《せっしゅ》すると、血管壁にカルシウムが沈着して石灰化《せっかいか》を起こします。すると、動脈硬化を促すなど、体のあちこちの老化が加速度的に進行します。

私自身、そうしたケースをしばしば目にしてきました。

ここでは、カルシウムの過剰摂取を例に出しましたが、こうした話はあくまでも氷山の一角。似通ったパターンで健康を損ねる例は数多くあるのです。

「自分はそんなヘマなんてしない」――そういい切れる人が果たしているでしょうか？

そもそも、かつてないほどの健康情報にさらされて、過不足なく、自分に必要なものを取捨選択するのは難しいもの。さらに、私たち人間は、一人一人体質に違いがあります。たとえ遺伝素因が同じ一卵性双生児であったとしても、生活習慣の違いを積み重ねていくうちに、体質に違いが現れてくることが明らかになっています。ですから、ある人にとってのベストが、あなたにとってベストであるとは限らないのです。

さて、一卵性双生児の話でもわかるように、体質は生活習慣によって左右されます。したがって、病気を予防し、積極的に健康を維持していくためには、自分の体質をよく知ること、そして、体質に合わせて生活習慣の見直しを図ること、この両輪で対策を練る必要があります。

自分の体質を知るためには定期的に健康診断を受けるなど、体の状態を正確に把握しようとする態度が欠かせません。そこで本書では、「新厄年《しんやくどし》」というキーワードを軸に、自分の体の「いま」を探り、病気を遠ざけるバイブルを目指して執筆しました。

というのも、体質は年齢とともに移り変わります。ですから、世代性別を問わず、本書の読者それぞれが、自分の体の「いま」に応じて生活習慣のマイナーチェンジを繰り返す必要があるのです。

話は変わりますが、江戸時代から明治の初期まで、日本人の平均寿命は三〇歳代に留《とど》まっていました。その後、一九〇〇年に四四歳、一九四七年に五二歳、一九五一年に六三歳、一九七一年に七三歳、一九九九年に八一歳……と、およそ一世紀の間に驚異的なスピードで平均寿命を延ばしてきました（参考：厚生労働省の「簡易生命表」）。

二一世紀を目前にして、いよいよ「人生八〇年」時代に突入したわけです。

その八〇年のなかで、いま自分の年齢ではどのような問題が生じうるのか、そこを認識しつつ、生活習慣を見直し、未来を見据えた健康管理を行う――本書を読むことで、そんな「健康管理のロードマップ」作りが可能になると考えます。

健康寿命を延ばして天寿を全《まっと》うするためには、こうした取り組みが必要不可欠。病気を遠ざけて、体内年齢をできるだけ若く保つ賢明な方法を、本書では余すところなく紹介していきます。

詳しくは本文にゆずりますが、健康寿命を損ねる大病を患うリスクが高まる六三歳＝「新大厄」を平穏に乗り越えて、イキイキと元気に百寿《ひゃくじゅ》を迎えるために、ぜひ熟読してください。

目次◉63歳で健康な人は、なぜ100歳まで元気なのか　人生に4回ある「新厄年」のサイエンス

第一章　「新厄年」と健康寿命の関係

第二章　家庭の医学――七大疾患と「新厄年」

第三章　健康寿命を延ばす「厄除け習慣」

第四章　血管・脳・筋肉・骨・内臓が若返る習慣

第一章　「新厄年」と健康寿命の関係

厄年には本当に病気になるのか

「厄年ですね」などといわれると、「今年は何か悪いことが自分の身に降りかかってくるのでは……」と不安に思う人は多いでしょう。「厄年」という言葉にネガティブなイメージを抱いたり、縁起が悪いと感じる人も少なくありません。

しかし、厄年とは決して悪いことを引き寄せる呪いの言葉ではないのです。むしろ、予防線を張り、災厄を遠ざけるために考えられた先人たちの知恵と見なすほうが正解でしょう。

今日の私たちが理解している厄年は、江戸時代に定着したといわれています。

男性の厄年（本厄）は、数え年で二五歳、四二歳（大厄《たいやく》）、六一歳。満年齢に換算すると、それぞれ、二三〜二四歳、四〇〜四一歳（大厄）、五九〜六〇歳に当たります。

一方、女性の厄年は、数え年で一九歳、三三歳（大厄）、三七歳。満年齢に換算すると、それぞれ、一七〜一八歳、三一〜三二歳（大厄）、三五〜三六歳に相当します。こうしてみると、女性の三〇歳代は本厄が二度もあり、前厄や後厄まで含めれば、半分以上が厄年。三〇歳代の女性にとって、厄年は特に気になる言葉でしょう。

では、そもそも厄年とは、いつ、どういった経緯で生まれたのでしょうか。

諸説あるようですが、一説によると、江戸時代からさらに遡《さかのぼ》ること一〇〇〇年ほど前、年齢設定は今日と異なるものの、すでに陰陽道《おんようどう》の考え方に基づいた「厄年」という概念が存在していたようです。おそらく、平安時代の人々も、厄年には人生を左右するような災難が降りかかるのではないかと、恐れながら生活していたのでしょう。

たとえば、平安時代の中期に書かれた紫式部《むらさきしきぶ》の『源氏物語』。この世界最古の小説ともいわれる傑作にも、厄年を連想させるストーリーが組み込まれています。すなわち、主人公・光源氏《ひかるげんじ》が理想の女性とする藤壺《ふじつぼ》の宮《みや》は三七歳でこの世を去り、そして光源氏の妻となる紫《むらさき》の上《うえ》も三七歳で大病を患うのです。

この主要人物の二人がともに「三七歳」という齢《よわい》で体調を崩したり命を落とすのは、「たまたま」とは考えにくい。おそらく平安時代の女性にとって、三七歳は、健康上のトラブルが起きやすいと考えられていた年齢だったのではないか、そう推測できます。

ひるがえって現在でも、私たち日本人の多くが厄年を意識しています。

二〇一二年、私が当時、所長を務めていた年齢研究所では、三〇～六〇歳代の男女二〇〇〇人を対象に、厄年に関する調査を行いました。すると、厄年が気になると答えた人は全体で三人に一人、特に三〇歳代女性では四割を超えました。

また、厄年についてどんなイメージを抱いているかを尋ねたところ、以下のような結果が得られました。

・体調を崩しやすい……四三・二パーセント
・大病を患いやすい……四〇・七パーセント
・大きなケガをしやすい……二四・一パーセント
・大きな事故や火事などに遭いやすい……二一・七パーセント
・身体機能が衰えやすい……一三・〇パーセント
・家族に不運・不幸が起きやすい……一二・一パーセント
・仕事運が低下しやすい／リストラに遭ったり失職しやすい……七・三パーセント
・免疫力が低下しやすい……六・八パーセント
・犯罪や人的トラブル・係争などに巻き込まれやすい……六・七パーセント
・天災に遭いやすい……六・七パーセント

特に「厄年には体調を崩しやすい」「厄年は大病にかかりやすい」というイメージを持つ人が多く、病気やケガなど健康に関する不安が大きいことがわかります。

現代人にとっても、厄年は、いまの自分の体調と人生を見つめ直す絶好のタイミングであるといえるでしょう。つまり、将来かかりうる大病を予防するために健康状態をチェックする、日頃の不摂生を見直して生活習慣を改善する、そんなきっかけとして、厄年は有効なチェックポイントになるものと考えます。

時代によってズレがある「厄年」

とはいえ、厄年は今日の時代感覚に合わないのも事実ではないでしょうか。

何しろ、いまと昔、たとえば平安時代や江戸時代では、生活スタイルや環境がまったく異なります。古来より、厄年には諸説ありましたが、江戸時代に定着した厄年を、そのまま現代に当てはめるのはいかがなものでしょうか。

一例を挙げれば、私たちがかかる病気や寿命も大きく変化しています。同じ地球上、同じ日本列島で生きているとしても、数代前のご先祖さまと私たちは、まったく次元の違う世界に生きているといっても過言ではありません。

江戸時代まで話を巻き戻さなくても、「昔の六〇歳、七〇歳に比べると、いまの六〇歳、七〇歳は若々しいなあ」などといった感慨を抱くことは多いのではないでしょうか。もちろん、化粧や白髪染めなど、身だしなみによって若く見える部分もありますが、それだけではないでしょう。病院を訪れる患者さんたちの体を診ていても、それは強く実感できます。

考えてもみてください。たとえば、「人生五〇年」の時代の五〇歳と、「人生八〇年」の時代の五〇歳では、物理的な年齢こそ同じでも、人生というロードマップを想定すれば、それぞれの内実はぜんぜん違います。決して、「人生五〇年」というロードマップに三〇年の糊《のり》代《しろ》がくっついて、「人生八〇年」というロードマップが作られるわけではありません。

では、時代の移り変わりによって、寿命はどのように延びてきたのでしょうか。

一八～一九世紀までは、乳児期の死亡率が高いこと、感染症が猛威を振るっていたこと、これら二つの問題もあり、日本人の平均寿命は三〇～四〇歳くらいまでで留まっていました。

それから時を経て、現代では、栄養の水準も向上し、予防接種など医療の進歩によって、日本人の平均寿命はどんどん延びて、天寿を全うできる人が増えてきました。

とりわけ、戦後、日本人の平均寿命は急速に延びてきました。厚生労働省の調べによると、その推移は以下のとおりです。

- 一九五五年……男性が六三・六〇歳、女性が六七・七五歳
- 一九七五年……男性が七一・七三歳、女性が七六・八九歳
- 一九九五年……男性が七六・三八歳、女性が八二・八五歳
- 二〇〇五年……男性が七八・五六歳、女性が八五・五二歳

●二〇一〇年……男性が七九・五五歳、女性が八六・三〇歳

つまり、ここ半世紀ほどの間に、男性は一六歳ほど、女性は一八歳ほど、それぞれ平均寿命が延び、男性は八〇歳の一歩手前、女性にいたっては八五歳を超えている計算になります。

とすると、健康リスクが高まる「厄年」については、こうした長寿化に応じて再考されてしかるべきではないでしょうか。少なくとも今日では、健康リスクを「医学的かつ科学的」に分析することが可能なのですから。

男女四つの「本当に危ない年齢」

そこで、年齢研究所では、科学的なデータ分析に基づいて、私たち日本人の平均寿命や生活スタイルに合わせた「新厄年」を導く研究プロジェクトを実施しました。

でも、そもそも、どのような健康リスクを基準にして、現代を生きる私たちの「新厄年」を導き出すのが妥当《だとう》なのだろうか——そんな疑問に直面するなか、まず私たちが注目したのは「健康寿命」という考え方です。健康寿命とは、他人の支援や介護を必要とせずに、自立して生活できる生涯の年数を意味します。

したがって、新厄年という新しい概念を設定するにあたり、要支援・要介護の原因となり、健康寿命を損なう疾患《しっかん》について着目することにしました。

では、どのような病気になると、要支援・要介護を必要とするのでしょうか。二〇一〇年の国民生活基礎調査によると、要支援・要介護の原因は以下のとおりでした。

- 第一位……脳血管疾患（二一・五パーセント）
- 第二位……認知症（一五・三パーセント）
- 第三位……高齢による衰弱（一三・七パーセント）
- 第四位……関節疾患（一〇・九パーセント）
- 第五位……骨折・転倒（一〇・二パーセント）
- 第六位……心疾患（三・九パーセント）
- 第七位……パーキンソン病（三・二パーセント）
- 第八位……糖尿病（三・〇パーセント）
- 第九位……その他（計一八・三パーセント）

こうしたデータを基に、第三位の高齢による衰弱、第七位の原因が不明であるパーキンソン病を除き、健康寿命を損なう疾患を導き出しました。

すなわち、脳梗塞《のうこうそく》や脳出血などの「脳血管疾患」、狭心症《きょうしんしょう》や心筋梗塞《しんきんこうそく》などの「虚血性心疾患」、重篤《じゅうとく》な合併症を引き起こす「糖尿病」、関節疾患を代表する「変形性膝関節症《しつかんせつしょう》」、転倒による骨折の原因になりやすい「骨粗鬆症《こつそしょうしょう》」、アルツハイマー型などで知られる「認知症」の六つに着目し、さらに日本人の死因第一位を独走している「ガン」を加えました。

そして、これら七つの疾患の健康リスクを総合的に捉えることで、「新厄年」の分析を進めていきました。

具体的には、七五万人以上という非常に多くのレセプトデータ（詳しくは三〇ページを参照）から、七つの疾患に関して抽出した科学的な分析結果に基づいて「本当に危ない年齢」を弾《はじ》き出しました。その結果、現代日本人にとって「本当に危ない年齢」＝「新厄年」が、男女それぞれ四つ、明らかになったのです。

昔は疫病《えきびょう》で亡くなる人も大勢いました。ですから厄年には、「長生きできますように」という祈願を胸にお参りをして、厄を祓《はら》っていたのです。

しかし、新厄年は神頼みでも人頼みでもなく、自分次第で乗り切ることができます。もちろん、新厄年のとき「だけ」健康に気をつければよいというものではありません。新厄年をきっかけに自分の健康状態を見直すこと。そして、その次の新厄年を無事に迎えられるように準備することが肝要《かんよう》です。

そのための八つの厄除《やくよ》け習慣と年齢別のアドバイスも、第三、四章で具体的に紹介していきます。

健康寿命を平均寿命まで延ばす

病気を防ぐだけでなく、よりよく生きることを「ウェル・ビーイング（well-being）」といいます。ＷＨＯ（世界保健機関）が作ったＷＨＯ憲章では、「健康」について、こう定義しています。

「健康とは身体的、精神的、社会的に完全に良好な状態（well-being）であり、〈単に病気ではない〉とか〈虚弱ではない〉ということではない」

この見解は、私たち人間の生は「心臓が動いている」「死んでいない」といった次元で語られるものではないこと、授かりものである命を、そして限りある命を、「人間らしく」享受《きょうじゅ》しましょうという、より積極的な健康観を示しています。

とすると、ここで語られている健康の定義は、国境、人種、文化、時代を超えて通じる「一人一人が幸せになる土台」のようなものでしょう。

他人の手を借りずに、自分のことはなるべく自分でする――健康で自立した「健康寿命」

を延ばすためには、今後ますますこのウェル・ビーイングという目標に向かって、どう善処するかという発想が重要になってきます。

たとえば、自分の家にある車や家電製品といった所有物を思い浮かべてください。これらを乱暴に扱えば、耐用年数を待たずに壊れてしまいます。一方、大事に手入れをしながら使えば、耐用年数よりもずっと長く使い続けることができます。

こうした道具の耐用年数と人間の命を同列に語ることはできないにしても、メンテナンスと耐用年数（＝寿命）に関する関係性は基本的に同じです。むしろ、いたわるべき存在である点においては、命は車や家電製品の比ではありません。

とすれば、不具合が出てから修理する、つまり病気が現れてから治療するのではなく、若いうちから自分の体の特徴や弱点をよく知って、きちんとメンテナンスをする。そういった基本中の基本をしっかり実践していくことがいかに重要か、納得いただけるのではないでしょうか。

「ＰＰＫ＝ピンピンコロリ」という言葉がありますが、これは、寝たきりにならずに「ピンピン」と元気に長生きをして、病まずに「コロリ」と逝《い》くことです。残念ながら、現状は健康寿命が平均寿命よりも一〇年近く短いのですが、「ＰＰＫ」の実現とは、健康寿命を平均寿命まで引き延ばすことにほかなりません。

そのためには、七大疾患を避けることが重要なポイントであり、具体的に、それぞれの新厄年に向けて、どんなメンテナンスをすればよいか知ることが不可欠です。

健康寿命と平均寿命の男女差は

一九ページで述べたとおり、二〇一〇年の平均寿命は、男性が七九・五五歳、女性にいたっては八六・三〇歳……日本人の平均寿命が延びている一方で、出生率は第二次ベビーブーム以降は低下傾向が続いています。

こうした流れによって、日本の少子高齢化は、世界のなかでも類を見ないスピードで進んでいます。二〇一五年には四人に一人が六五歳を超え、二〇五〇年には総人口が一億人を割り込み、六五歳以上の割合が四〇パーセント近い水準になるのではないかという予測もあります。

二〇一五年は、いわゆる団塊の世代が六五歳以上の前期高齢者に達する年。その一〇年後の二〇二五年には、彼らが後期高齢者となります。このとき、高齢者人口は約三五〇〇万人に達するだろうと推測されています。

一方、こうした高齢者を支える立場の現役世代は今後減少していくため、年金、介護、医療などの社会保障費は、どんどん削られていくのではないかと考えられます。

また二〇二五年には、認知症の高齢者の数は三二〇万人に達すると推定されており、介護を担う人の数もいま以上に不足していくことが予測されます。

少子高齢化社会に備えて、雇用義務が六〇歳から六五歳に引き上げられましたが、いまの若い世代が高齢者に達する頃に安心した「老後」が迎えられるかどうかは、非常に不透明な状況になっています。

「長く健康で美しくあり続けたい」――これは万人の願いだと思いますが、いつまでも元気で活躍することは、個人の問題だけでなく、社会全体の課題となっているのです。

日本人の健康寿命は男性七〇・四歳、女性七三・六歳といわれ、平均寿命との差はおよそ男性が九年、女性は一三年という計算になります。とすると、一概《いちがい》にはいえませんが、男性なら九年、女性なら一三年という人生ラストの歳月を、支援や介護なしに生きていけないケースが少なくないという結論になります。

この一〇年前後にわたる歳月は、本人にとっても、子供や配偶者など、家族をはじめとする周囲の人々にとっても、決して短い期間とはいえないでしょう。

たとえ寿命は延びたとしても、高齢になって様々な病気を抱え、まともに歩けなくなったり寝たきりになったり、認知障害がひどくなったり、あるいは何らかの理由で自立した生活を送れなくなる――ゆくゆく、自分がそうなったケースを想定してみれば、それは不本意な老後だと感じるでしょう。

年齢を重ねても、自分の好きなことを楽しみ、イキイキとした毎日を送る——それこそが、誰しもが望む「人間らしい」老後ではないでしょうか。ただやみくもに長生きをすればいいのではありません。つまり、健康な状態を保ちつつ長生きする、すなわち「健康寿命」を延ばすことこそが重要なのです。

ただ、漠然と健康寿命について考えても何も始まりません。では、健康寿命を延ばすにはどんな対策を講じればよいのでしょうか。

そのポイントが、先に挙げた七大疾患です。次章では「健康寿命」を縮める七大疾患の予防対策について、一つ一つ詳しく解説していきます。

七大疾患の発症率が高まる年齢

さて、老化と七大疾患はどのような関係にあるのでしょうか。「人間の体は年々老化していく」という事実は誰しもが認識しているでしょう。しかし、こうした老化がどのように進行するかについては、十分に知られていないように思います。

老化は体全体において同じように進行していくわけではありません。たとえば、生物学的には、臓器ごとに生理機能が低下しはじめる年齢がわかっています。そして、パーツごとに異なる老化がそれぞれ進行した結果として、特定の病気が起こりやすい年齢があると考えられています。

老化の大きな要因として「生理的老化」が挙げられますが、加えて、個々人の「遺伝的体質」や日々の「生活習慣」が重なり、より複雑に老化が進行します。

大まかにいえば、この三大老化原因によって、実年齢より若く見えたり、老けて見えたり、血管や骨などが若くしてボロボロになったり、いつまでもしなやかで丈夫に保たれたりと、人によって差異が生まれてくるのです。

七大疾患の発症率は、男女ともに歳《とし》をとる、つまり老化が進むにつれて、いずれも上昇します。年齢研究所では、こうした傾向だけでなく、統計学的な分析をさらに加味して、発症率が高まるターニングポイントを発見しました。

そのポイントとなる年齢は、男女ともに四回あります。

- 男性……二四歳、三七歳、五〇歳、六三歳
- 女性……二五歳、三九歳、五二歳、六三歳

つまり、この四つの年齢が「新厄年」。なかでも、男女ともに七大疾患の発症率が急上昇

する六三歳は、人生八〇年時代の「新大厄」といえるでしょう。しかし、ここを上手に乗り切れば、八〇歳どころか一〇〇歳を超えてなお、はつらつとした理想的な老後を過ごすことも夢ではありません。

従来の厄年の習わしでは、寺社で厄払いをしてもらうことが一般的でした。他方、医学的データに基づく新厄年は、「病院で厄払いをしてもらおう」という考えは成り立ちません。「転ばぬ先の杖《つえ》」として、新厄年に対して先回りをし、自分の体の現状を見つめ直し、生活習慣をマイナーチェンジすることが大切です。

たとえば、おろそかにしがちな健康診断（健診）の結果について、ていねいに目を通して、さらに過去の結果とつき合わせて変化をチェックしてみたり、人間ドックやガン検診を受けたりと、生活習慣を振り返るきっかけとして役立ててください。

新厄年は、長丁場のマラソンにおける要所要所のチェックポイントのようなもの。新厄年という概念を上手に活用すれば、私たち日本人の健康寿命は、必ずや大きく延びるものと考えます。そして、人生という道程をゴールまで軽やかに駆け抜けられるでしょう。

一二〇歳まで寿命は延びる

細胞の寿命や免疫機能など、体内の様々な機能低下をシミュレーションしてみると、生物学的には、私たち人間は一二〇歳まで生きられると考えられます。

ちなみに、ギネス世界記録で世界最高記録保持者とされているのは、ジャンヌ・カルマンというフランス人の女性。一二二年と一六四日、生き抜いたといわれています。

一方、病気を患って体に負担をかけることは、老化を促進したり、寿命を縮める要因になります。特に大病をすると、誰の目から見ても明らかなほど、一気に老け込む場合も少なくありません。ちなみに、こうした老化は「病的老化」と呼ばれ、加齢とともに誰にでも起こる「生理的老化」と区別されています。

ですから、病気を避けることは、天寿を全《まっと》うする大事なポイントの一つです。前述のジャンヌ・カルマンも、長生きの秘訣を尋ねられたところ、「病気をしないこと」と答えたというエピソードが残っています。シンプルなようでいて、非常に含蓄のある言葉といえるでしょう。

では、どうして病気によって寿命が縮まってしまうのでしょうか。

理由の一つは「テロメア」で説明ができます。テロメアとは、細胞の遺伝子情報が詰まっている染色体の末端にある構造物。ちなみに、テロメアはギリシャ語の「テロ＝末端」と「メア＝部分」が合わさった言葉です。

さて、このテロメアには、染色体を安定させて保護する役割があるのですが、その長さは細胞が分裂するたびに短くなります。テロメアがあるうちは細胞分裂を繰り返しますが、テロメアがなくなると細胞は死んでしまいます。つまり、このテロメアの長短が一種の寿命時計として機能するのです。

人間の体はおよそ六〇兆もの細胞から構成されています。これらの細胞一つ一つが分裂して新しくなり、細胞が入れ替わりながら、私たちは生命を維持しています。肌の新陳代謝《しんちんたいしゃ》などは見た目にもわかりやすいと思いますが、体のどの部分でも同じように、古い細胞が死んで新しい細胞ができるというサイクルが、繰り返し行われているのです。

するとテロメアは、いわば命の回数券のようなもの。細胞分裂を繰り返すたびにテロメアが一枚ずつ使われていくようなイメージです。次第にテロメアが短くなり、ある一定の長さに達すると、細胞が老化することが研究で明らかになっています。

病気をすると、傷んだ体の組織において、その分だけ細胞分裂をして損傷部位を修復する必要が生じます。これは、テロメアを余分に消費してしまうということにほかなりません。つまり、テロメアという回数券を無駄遣いしないことが、長生きの秘訣というわけです。

七五万人のレセプトデータから

さて、ここからは七大疾患の年齢リスクと新厄年の深い関わりについて見ていきましょう。

　私たちは年齢を重ねるにつれて、体の様々な働きが衰えたり、病気にかかりやすくなったりします。年齢リスクとは、年齢研究所が提唱した新しい概念で、ある病気の発症率が何歳ぐらいでどのくらい高まるかを示す指標です。

　先に述べたとおり、新厄年を導き出すに当たっては、健康寿命を縮める七大疾患に着目しました。そして、株式会社日本医療データセンターの協力を得て、約七五万人のレセプトデータを基に分析し、七大疾患の性別・年齢別発症率を抽出しました。

　ちなみに、レセプトとは「診療報酬明細書」のことで、入院、外来、調剤など、患者が受けた診療に対して、医療機関が保険者に請求する報酬の明細書です。

　私たちが何らかの病気になり、病院で検査や治療を受け、窓口で医療費を支払うと、その情報はレセプトとして残ります。そしてこのレセプトデータには、患者の年齢、性別、診療年月、診断された疾病《しっぺい》名など、様々な情報が記載されています。そのなかから個人情報を切り離し、データベース化したものを分析し、七大疾患の発症率が上昇する年齢を割り出しました。

　新厄年を導き出す手順としてまず行ったのは、約七五万人のレセプトデータから、虚血性心疾患、脳血管疾患、糖尿病、骨粗鬆症、変形性膝関節症、ガン、認知症の七大疾患について、それぞれの疾患ごとの年齢別や性別の発症率を割り出すことでした。

その疾患ごとの元データをたどれば、年齢とともに発症リスクがどのように変化してきたのかは一目瞭然《いちもくりょうぜん》。何歳頃から病気の前兆などに注意して予防に取り組めばいいのかを推測できます。

七大疾患の年齢リスクは、四〇~四一歳の虚血性心疾患、脳血管疾患、糖尿病、骨粗鬆症、変形性膝関節症、ガン、認知症の発症リスクを基準値「一」として、ほかの年齢の発症リスクと比較して導き出しました。

たとえば、四〇~四一歳の発症リスクに比べて、ある年齢の発症リスクが二倍になれば、発症リスクの値は「二」になります(この値を相対値と呼びます)。

また、同じレセプトデータから約一〇万五〇〇〇人分を抽出して、その人たちが病気になる前に受けていた健康診断のデータとつき合わせることで、虚血性心疾患、脳血管疾患、糖尿病、骨粗鬆症、変形性膝関節症、ガンの年齢リスクと、高血圧、脂質異常症、肥満という三つのリスク要因との関係についても調べました。

いずれも共通していえるのは、発症リスクの相対値が「二」以上になると要注意ということです。

では、七大疾患の年齢リスクおよび発症の前兆について、疾患別に説明しましょう。

虚血性心疾患と新厄年の関係

七大疾患のうち、虚血性心疾患（狭心症や心筋梗塞など）の年齢リスクから見ていきます。

大まかな傾向としては、虚血性心疾患の発症リスクは、四〇歳代以降、ゆるやかに上昇しはじめて、五〇歳代に突入すると急上昇します。特に女性は、男性よりも加齢に伴う発症リスクの上昇幅が大きく、五〇歳代以降は、男女の差がさらに開いていきます。

もう少し詳しくいうと、二〇歳頃の相対値はほぼゼロですが、**一番目の新厄年（男性二四歳・女性二五歳）**の頃から徐々に上がりはじめ、相対値が二になるのは、男女ともに五〇歳前後です。ちょうどこの年齢は**三番目の新厄年（男性五〇歳・女性五二歳）**にさしかかる頃で、この新厄年あたりから、急カーブを描くように発症リスクが高まっていきます。

そして、**四番目の新大厄（男性、女性ともに六三歳）**の頃になると、相対値は男性が五程度、女性が七〜八程度と、数値が跳ね上がります。

大規模疫学調査など、これまでの様々な研究によって、虚血性心疾患には大きなリスク要因があるとわかってきました。

先天的なリスク要因としては、遺伝が挙げられます。ですから、家族のなかで虚血性心疾患になった人がいる場合、自分の発症リスクも高いと考えたほうがいいでしょう。

一方、後天的なリスク要因としては、高血圧、脂質異常症、糖尿病といった疾患、そして喫煙、ストレス、運動不足といった生活習慣に関わる問題が挙げられます。

高血圧、脂質異常症、糖尿病は、血管に傷害を与えて動脈硬化を進行させるので、心臓への負担を高めます。また、喫煙、ストレス、運動不足も、循環器にダメージを与えたり、循環器の老化を早める要因になります。

たとえば、喫煙やストレスは血管を収縮させますし、喫煙や運動不足は心肺機能を低下させます。そのほか、運動不足は肥満を招きやすくなるので、脂質異常症や糖尿病を誘発する要因にもなります。

実際、レセプトデータと健診データをつき合わせてみると、虚血性心疾患の年齢リスクと特定の疾患リスクの間に、はっきりした因果関係がいくつかあることもわかりました。

たとえば、四〇〜四四歳の高血圧ではない人を基準＝一として比べると、高血圧の人の相対値は、四〇〜四四歳で男性が約三・五、女性が約六に高まります。特に高血圧の女性の発症リスクが高めなので、より一層の注意が必要です。

また、四〇〜四四歳の脂質異常症ではない人を基準＝一として比べると、脂質異常症の人の相対値は、四〇〜四四歳で男性が約二・五、女性が約四と上昇しています。

高血圧も脂質異常症も動脈硬化を進行させる要因であることを考えれば、虚血性心疾患の発症リスクを高めることは当然の帰結といえるでしょう。

日本人の場合、家族性高コレステロール血症と呼ばれる遺伝性の脂質異常症では、四〇歳くらいから狭心症が多発することが知られています。ちなみに、アメリカ人の家族性高コレステロール血症の患者の場合、二〇～三〇歳代でも狭心症が発症します。この差はどこから生じるのかというと、おそらく食習慣の違いが大きいのではないかと考えられます。

具体的には、ハンバーガーにフライドポテトとコーラといった、脂質、糖質、塩分の多い食事が、若年のうちから狭心症を招くというわけです。とすると、近親者に虚血性心疾患の人がいる場合、若いうちから食習慣に気をつけたほうが賢明です。

動脈硬化の怖いところは、自覚症状がないまま進行する点が挙げられます。狭心症の症状が現れた人は、動脈硬化によって血管の内側が七〇パーセント以上狭《せば》まっているケースも少なくありません。逆にいうと、心臓の血管が七〇パーセントほどに狭くなるまで気がつかないことが多いということです。

心機能が低下してくると、疲れやすくなったり、動悸《どうき》や息切れがするようになったりするので、そういった自覚症状があれば、早めに医師の診断を受けたほうがいいでしょう。

また症状がなくても、ごく軽度の動脈硬化から心筋梗塞を発症する例も見られます（詳しくは五五ページ）。ですから、虚血性心疾患のリスクが上昇しはじめる四〇歳代に向けて、二番目の新厄年（男性三七歳・女性三九歳）を迎えたら、十分な注意が必要なのです。

脳血管疾患と新厄年の関係

続いて、脳血管疾患（脳梗塞や脳出血など）の年齢リスクを見てみましょう。傾向としては虚血性心疾患よりやや遅めですが、加齢とともに増える傾向は似通っています。四〇歳代以降から少しずつ発症リスクが高くなり、五〇歳代に入ると加速度的に上昇していきます。

ちなみに、五〇歳代以降の発症リスクの上昇率は、女性よりも男性のほうが大きい点が虚血性心疾患と異なります。とはいえ、五〇歳代を迎えたら男女問わず、脳血管疾患に一層の注意を払うことをおすすめします。

特に、言葉のもつれ、めまい、手足のしびれといった症状を見逃してはいけません。なぜなら、一過性脳虚血発作（ＴＩＡ）と呼ばれる一時的な脳機能障害の可能性があるからです。一過性脳虚血発作は、動脈硬化が進み、脳梗塞になる一歩手前で現れるケースがしばしばあります。

一過性脳虚血発作は一日のうちに治りますが、数日ほどして重大な脳梗塞が発症する可能性があります。

では、脳血管疾患の発症率についてもう少し詳しく見てみましょう。

二〇歳頃は相対値がほぼゼロですが、**一番目の新厄年（男性二四歳・女性二五歳）**の頃からゆるやかに上がりはじめます。

相対値が二になるのは、男女とも**三番目の新厄年（男性五〇歳・女性五二歳）**のあたり、すなわち五〇歳前後。それ以降は発症率が急上昇し、**四番目の新大厄（男性、女性ともに六三歳）**の頃になると、相対値は男性が七〜八程度、女性が五〜六程度まで高まります。

脳血管疾患は、動脈硬化と密接に関係しているため、年齢リスクの上がり方も虚血性心疾患とよく似ています。しかし、虚血性心疾患に比べると、脳血管疾患は発症までにやや時間がかかると見られています。

その理由は明確にはわかっていませんが、脳の血管と心臓の血管の違いによるのではないかという説が有力です。たとえば、体の司令塔ともたとえられる脳には、血管から有害物質などの侵入を防ぐために、「脳血管関門」とでも呼ぶべき防御システムが備えられていて、脳内にはコレステロールが入りにくいと考えられています。

その証拠の一つとして、三五ページでも紹介した家族性高コレステロール血症の患者は、虚血性心疾患にかかりやすい一方、あまり脳血管疾患にはかかりません。

脳血管疾患のリスク要因は、高血圧、脂質異常症、糖尿病といった動脈硬化を進行させる疾患のほか、喫煙やストレス、運動不足などが挙げられます。これらも虚血性心疾患との共通項です。

たとえば、四〇～四四歳の高血圧ではない人を基準＝一として比べると、高血圧の人の相対値は、四〇～四四歳で男性が約四・五、女性が約六まで高まります。

加齢とともに高血圧でない人の発症リスクも上昇しますが、大まかな傾向でいえば、高血圧の男性は高血圧でない男性のおよそ二倍以上も高く、女性の場合も、高血圧の人はそうでない人よりも大きく発症リスクが上昇します。

同じように、四〇～四四歳の脂質異常症ではない人を基準＝一として比べると、脂質異常症の人の相対値は、四〇～四四歳で男性が約三、女性が約三・五にアップしました。

それ以外の年代に関しても、脂質異常症の人はそうでない人に比べて発症リスクが二倍以上に上昇することがわかりました。

こうしたデータを当てはめてみると、高血圧や脂質異常症と診断された人は、脳血管疾患に対して、決して油断できないことがわかります。

そのほか、肥満の有無に関しても、肥満の人のほうが脳血管疾患にかかる割合が高いことがわかっています。また、コラーゲン不足の人も血管に動脈瘤《どうみゃくりゅう》ができやすく、脳血管疾患にかかりやすいとされています。

ちなみに、コラーゲンを破壊する大きな要素は二つあります。一つはタバコの煙、もう一つは歯周病菌。歯周病菌のなかにもコラーゲンを破壊する種類があるということが明らかになっているのです。ですから、喫煙者（受動喫煙者も）や歯周病の人も脳血管疾患のリスクが高いと考えられます。

糖尿病と新厄年の関係

糖尿病も年齢とともに発症リスクが高まりますが、ほかの疾患に比べると、若くても発症しやすいのが特徴です。男女別では、男性のほうが早く発症率が上昇する傾向にあります。

七大疾患のうち糖尿病以外は、二〇歳頃の相対値がゼロに近いのですが、糖尿病に関しては、二〇歳頃からゆるやかに上昇して、男女とも**一番目の新厄年（男性二四歳・女性二五歳）**の頃には、相対値が〇・五まで上がります。さらに**三番目の新厄年（男性五〇歳・女性五二歳）**の頃になると、約二に達します。

それ以降、発症リスクはほぼ直線的に上昇し、**四番目の新大厄（男性、女性ともに六三歳）**の頃になると、相対値は男女ともに四程度にアップします。

では、ほかの七大疾患と異なり、糖尿病はなぜ若い人もかかりやすいのでしょうか。それは、ほかの疾患に比べると、糖尿病の発症には、生理的な老化だけでなく、生活習慣がより深く関わっているからです。

具体的には、過食と運動不足――これが糖尿病の二大リスク要因です。

インスリンを分泌して血糖値を調節している膵臓《すいぞう》は、比較的デリケートな臓器で、過食によって膵臓を酷使すると、機能が早くから低下します。とりわけ、日本人をはじめとするモンゴロイド人種は、膵臓が衰えやすいといわれています。

また、運動不足のために、腹筋、背筋、大腿四頭筋《だいたいしとうきん》といった大きな筋肉が落ちてしまうと、血液中の糖分が筋肉に取り込まれる量が低下し、高血糖を招きやすくなります。

糖尿病対策としては、男性は、女性に比べると一般的にダイエットに対する意識が低いので、**一番目の新厄年**（**二四歳**）を迎えるあたりから過食に気をつけること、そして、男女問わず、大人になってからも運動習慣を身につけるなど、体を動かすことが基本です。

そのほかにも、最近の研究でわかってきたことがあります。

その一つが、低体重児（出生時の体重が二五〇〇グラム未満）は将来的に糖尿病を発症するリスクが高いということです。その理由としては、低体重児は膵臓も小さいため、負担がかかりやすいからだと考えられています。妊婦の栄養が不足している場合、あるいは妊娠前の低栄養の女性も、低体重児の生まれる確率が高くなるので、十分に気をつけてください。

一方、赤ちゃんはスキンシップをとると、ストレスホルモン（コルチゾール）の分泌《ぶんぴつ》が抑えられ、膵臓の負担が減るという研究もあります。これは、世のお母さんたちにとりわけ知ってもらいたい知識です。

そして、高血圧、脂質異常症、肥満といった要因も、やはり糖尿病の引き金になります。肥満は過食と直結していて、メタボ傾向になると、高血圧や脂質異常症も同時に発症しやすくなることが知られています。このため、四〇～四四歳の人のうち、肥満ではない人、高血圧ではない人、脂質異常症ではない人を基準＝一として、肥満の人、高血圧の人、脂質異常症の人とそれぞれ対比すると、いずれも、糖尿病の発症率の相対値は約三に上昇します。

このうち高血圧の場合、男性よりも女性のほうが発症リスクが上昇する傾向にあります。また、肥満の有無に関しては、五〇歳代以降の女性で肥満がある人は、特に発症リスクが上がるので注意が必要です。

また、脂質異常症の有無で比べると、男女ともに各年代で、糖尿病の発症リスクがおよそ二倍以上に跳ね上がります。

骨粗鬆症と新厄年の関係

さて、虚血性心疾患、脳血管疾患、糖尿病と、いずれもメタボリックシンドロームと関連の深い病気の年齢リスクを見てきましたが、次に骨粗鬆症の年齢リスクについて取り上げましょう。

骨粗鬆症の特徴は、中高年の女性の発症率が飛び抜けて高いこと。男女ともに四〇歳代以降にかかりやすいのですが、圧倒的に発症リスクが高いのは女性です。たとえば、六〇歳頃の男女で比較すると、女性の発症リスクは男性の約三倍にも達します。

女性の骨粗鬆症の発症率については、**一番目の新厄年（男性二四歳・女性二五歳）**の頃から、少しずつ上がりはじめます。

男性は**三番目の新厄年（五〇歳）**のあたりで、相対値が約二になり、それ以降は発症率が急に高まり、**四番目の新大厄（六三歳）**の頃になると、相対値は七程度まで上昇します。

一方、女性は上昇のカーブがより急激で、四〇歳代半ばで相対値が約二となり、**三番目の新厄年（五二歳）**では相対値がすでに七程度、**四番目の新大厄（六三歳）**では、実に相対値が一八〜二〇程度まで高まります。

女性の骨粗鬆症の発症率が高いのは、女性ホルモンの一つ、エストロゲンが密接に関係しています。女性ホルモンには、骨を強化する働きもあるのですが、更年期《こうねんき》になると、女性ホルモンの分泌《ぶんぴつ》が急低下するため、骨粗鬆症にかかりやすくなるのです。

また、子宮ガンなど婦人科の病気で卵巣《らんそう》を摘出した場合、若くても骨粗鬆症の発症リスクが増大します。

一方、女性ほどではないものの、中高年の男性も、やはり骨粗鬆症の発症率は高まります。なぜかといえば、こちらは男女ともに共通する理由ですが、年齢が上がるにつれて骨の新陳代謝が衰えて、骨が再生されにくくなるからです。

こうした生理的な老化のほか、骨粗鬆症のリスクの要因としては、無理なダイエットや偏食、あるいは運動不足などが挙げられます。とりわけ、骨の材料となるカルシウムやコラーゲン不足の人は要注意です。

タバコの煙もリスクになります。喫煙者、受動喫煙者ともに骨が弱くなるのです。

また、カルシウムの体内吸収を促すビタミンDは紫外線によって皮膚でも作られているので、日光にほとんど当たらない人も気をつけましょう。そして、適度な運動も骨に負荷をかけ、骨の再生機能を活発にするので大切です。

骨粗鬆症はロコモティブシンドローム（詳しくは八五ページ）の原因疾患の一つでもあります。ＢＭＩ（体格指数：体重(kg)÷(身長×身長(m))）一八・五未満の「痩《や》せ」の人は骨が脆《もろ》くなりやすいので、将来の健康寿命のことも考えて、生活習慣の見直しを図ってください。

なお、骨粗鬆症に関しては、肥満はリスク要因とはいえません。肥満と肥満でない人とでは、ほとんど発症リスクに差が出ませんでした。その理由としては、肥満の人は体内のミネラルが多いことと、体重という負荷が骨にかかっているために骨量不足にならない——この二点が大きいのではないかと考えられます。

変形性膝関節症と新厄年の関係

骨粗鬆症に続いて、同じくロコモティブシンドロームの原因となる変形性膝関節症の年齢リスクについて見ていきましょう。変形性膝関節症で気をつけたいことは、おもに二つ、更年期と肥満です。

変形性膝関節症の発症率は、二〇歳頃には相対値がゼロに近いのですが、男女ともに**一番目の新厄年（男性二四歳・女性二五歳）**の頃から発症率が高まりはじめ、**三番目の新厄年（男性五〇歳・女性五二歳）**の頃には、相対値は男性が約二・五、女性が約五に到達します。

それ以降も、発症率が上がり、**四番目の新大厄（男性、女性ともに六三歳）**の頃になると、相対値は男性が約四、女性が約七まで上昇します。

骨粗鬆症と同様に、変形性膝関節症も女性の発症率が高めです。特に四〇歳代以降の女性に多い点も、骨粗鬆症に似ています。一方、変形性膝関節症の場合、骨粗鬆症に比べれば、さほど男女差の開きは大きくありません。

なぜ、女性の発症率が高めなのでしょうか――それは、変形性膝関節症も骨粗鬆症と同じく、女性ホルモンの一つ、エストロゲンとの関係が深いからだと考えられています。

先述のとおり、エストロゲンには、骨にカルシウムを沈着させて新しく丈夫な骨を作る働きがあります。女性は更年期を過ぎると、この女性ホルモンの分泌が低下するので、骨量が減少し、軟骨の衰えをもたらすのです。

そしてもう一つ、肥満は変形性膝関節症の大きなリスク要因です。これはレセプトデータと健診データをつき合わせると明らかで、この点が変形性膝関節症と骨粗鬆症とは大きく異なります。

肥満の人の発症リスクは、年齢とともに、肥満でない人に比べて加速度的に上昇するのが特徴的です。

また、肥満の人とそうでない人の発症リスクを比べると、五〇~五四歳では、肥満でない人の相対値は男性が約二、女性が約三ですが、肥満の人の相対値は男性が約五、女性が約七と、二倍以上の開きがあります。

さらに、六〇~六四歳になると、肥満でない人の相対値は男性が約四、女性が約五なのに対して、肥満の人の相対値は男性が三〇~三五程度、女性が一〇~一五程度にまで上昇します。

特に五〇歳代以降、肥満の男性は発症リスクが急上昇します。肥満の男性の発症率が著しく高いのは、女性に比べて体重そのものが重く、全身を支える膝《ひざ》に過剰な負担をかけるためだと考えられます。

そのほかのリスク要因としては、軟骨成分であるコラーゲンやヒアルロン酸の不足も挙げられます。とりわけ、関節のスムーズな動きを保つために欠かせないヒアルロン酸の体内産生量は、五〇歳では二〇歳の半分以下に減るといわれ、変形性膝関節症の発症とも関わりが深いと考えられています。

ガンと新厄年の関係

ガンは日本人の死因のトップであり、老若男女を問わず、関心の高い病気でしょう。ここでは、ガンの年齢リスクについて検証してみましょう。

ガンの発症率の上昇の仕方は男女差があります。男性の発症リスクは四〇歳以降に急上昇します。一方、女性の発症リスクは若いうちから比較的高い反面、中高年になってもあまり上がりません。

もう少し具体的に年齢をたどっていくと、二〇歳頃には相対値がほぼゼロですが、**一番目の厄年（男性二四歳・女性二五歳）**の頃から、発症リスクが少しずつ上がっていきます。

そして**二番目の新厄年（男性三七歳・女性三九歳）**の頃から、ガンの増加に勢いがつきはじめ、**三番目の新厄年（男性五〇歳・女性五二歳）**の頃には、相対値で男性が約三、女性が約二に至ります。

さらにこれ以降、男性は発症率が加速度的に増して、**四番目の新大厄（男性、女性ともに六三歳）**の頃になると、相対値は男性が約一二まで高まる一方、女性は三程度に留まります。

また、虚血性心疾患や糖尿病に比べて、ガンは高齢になればなるほど発症率が上昇する特徴があります。つまり、高齢化に伴いガン患者数も増えるということです。

ただし、このデータはすべてのガンの平均で、ガンの種類によっても年齢リスクは異なります。

たとえば、子宮の入り口付近にできる子宮頸《しきゅうけい》ガンは、若い女性に発症しやすいのですが、子宮の奥にできる子宮体ガンは、高齢の女性に多いガンの一つです。ちなみに、乳ガンも比較的若いうちから発症します。

二番目の新厄年（男性三七歳・女性三九歳）以降、ガンの発症率が高まるのは、ガンを予防する体内の免疫システムの機能低下と密接に関係しています。ガン細胞の排除を担う免疫細胞（リンパ球など）の働きは、四〇歳代から次第に衰えていくからです。

糖尿病があると免疫力が低下してくるため、ガンの発症が高率に見られます。

また、活性酸素を消去するＳＯＤ（スーパーオキシドジスムターゼ）という酵素の活性も、四〇歳代から低下するといわれています。活性酸素は、正常な細胞を傷つけてガン化させる元凶なので、ＳＯＤの活性が落ちるとガン化を食い止めにくくなるのです。

高齢の男性でガンの発症率が女性に比べて高いのは、男性に喫煙者が多いことと関係がありそうです。喫煙者と非喫煙者の発症リスクを比較してみたところ、男性は四〇歳以降、喫煙者の発症リスクが格段に高まることがわかりました。一例を挙げると、六〇～六四歳の男性の場合、喫煙をする人の相対値が約一二だったのに対して、喫煙をしない人の相対値は半分の約六に留まっていました。

一方、女性は喫煙者の数自体が少ないためか、あるいは受動喫煙者を区別していないためか、喫煙者と非喫煙者の差はほとんど見られませんでした。

正常な細胞がガンになるまでには、概して一〇年ほどかかるといわれています。**一番目の新厄年（男性二四歳・女性二五歳）**を迎えたら、ガンのリスク要因を避けて、活性酸素を消去する抗酸化物質を摂取する——こうして、早めにガン予防をスタートさせることが、健康寿命を延ばすことにつながります。

認知症と新厄年の関係

社会の高齢化に伴い、認知症の増加が深刻化しています。もはや、誰にとっても他人事ではない大きな健康課題といえるでしょう。

七大疾患のなかで、認知症にはほかの病気とは大きく異なる特徴があります。それは、若年性アルツハイマー型認知症など、ごく一部のタイプを除いて、ほとんどの認知症が六〇歳代以降に発症するという点です。

本書で挙げたレセプトデータの分析でも、四〇～五九歳の認知症の発症率は、男性が〇・〇二パーセント、女性が〇・〇一パーセントに過ぎませんでした。

ちなみに、四〇～五九歳の発症率で比べてみると、虚血性心疾患の場合は、男性が〇・八三パーセント、女性が〇・五七パーセント、ガンの場合は、男性が〇・五三パーセント、女性が〇・七六パーセントとなっています。

とはいえ、若いうちから油断は禁物です。というのも、症状が出てきたときには、すでに認知症が進行し、脳の萎縮《いしゅく》が始まっているケースが大半だからです。

四番目の新大厄（男性、女性ともに六三歳）には認知症が表に出はじめる年齢に到達しますが、発症する前に予防する、あるいは認知症の初期段階で進行を抑えることが肝心なのです。いったん萎縮した脳は元に戻りませんので、脳が萎縮する前の段階で注意すべきでしょう。

残念ながら、認知症は、まだわかっていないことも多い疾患です。しかしながら、活性酸素が元凶の一つということはわかっています。

たとえば、喫煙は活性酸素を発生させるので、認知症のリスク要因と見なしてよいでしょう。また、ストレス、運動不足、睡眠不足、あるいは単調な生活も、認知症の発症を加速させます。

さらに脳血管性認知症の場合は、脳血管疾患を防ぐことが第一です。

いずれにせよ、認知症を予防するには、新大厄を迎えるもっと前から、こうしたリスク要因を取り除くことが重要です。

第二章　家庭の医学——七大疾患と「新厄年」

「厄」の正体を見極める第一歩

前章では、七五万人にも上るデータを基に、医学的見地から新厄年の正体を割り出しました。その指標として用いたのが、健康寿命を大きく損ねる七大疾患です。

いい換えれば、新厄年は、この七大疾患のいずれかのリスク、あるいは、いくつかのリスクが高まる時期に当たります。

いかにして、七大疾患、すなわち健康寿命を妨げる「厄」を遠ざけるか。そのためには、新厄年を迎えてから対策を講じるのでは遅すぎます。未然に防ぐには、新厄年を迎える前から、先手、先手、先手を打つことが肝心です。

そこで、この章では、虚血性心疾患、脳血管疾患、糖尿病、骨粗鬆症、変形性膝関節症、認知症、ガン――この七つの病気について、しっかり理解を深めることに主眼を置き、順に解説していきましょう。少々専門的な部分にも踏み込んでいますが、この章はコンパクト版の「家庭の医学」として、一生活用してください。

「敵を知り己を知れば百戦あやうからず」という孫子《そんし》の名言があります。七大疾患の場合も、それぞれがどのような病気なのか十分に把握することが、自らの生活習慣を振り返り、新厄年に向けて、きちんと正しい予防策を立てるための最初のステップになるのです。

三番目の新厄年前に心臓病対策を

「虚血性心疾患」の発症リスクが高まってくるのは、三番目の新厄年（男性五〇歳・女性五二歳）前後。では、虚血性心疾患とはそもそも、どんな病気なのでしょうか。

いわゆる心臓病の一種であることは、名称から推測できるでしょう。「虚血」とは「血が足りない」といった意味合いです。

端的にいえば、虚血性心疾患とは、心臓に十分な血液が供給されなくなる病気です。心臓を動かす筋肉（＝心筋）に酸素や栄養素を送る役割を担っている動脈を、冠《かん》動脈といいますが、冠動脈が狭まったり詰まることが原因となり、虚血性心疾患が起こります。

具体的な病名としては、「狭心症《きょうしんしょう》」や「心筋梗塞」が虚血性心疾患に分類され、冠動脈疾患とも呼ばれます。

狭心症になると、心筋への血液供給が一時的に不足して、心臓が酸欠状態になります。一方、心筋梗塞は狭心症よりさらに深刻です。冠動脈のどこかに完全にふさがった場所ができ、その先の心筋に血液が流れない状態が続き、心筋が壊死《えし》してしまうのです。一度壊死した心筋は、再び蘇《よみがえ》ることはありません。

狭心症の発作による痛みを「狭心痛」と呼ぶことがありますが、具体的には、急に胸が締めつけられるような痛み、押し潰《つぶ》されるような圧迫感、息が詰まるような感覚、しびれなどを覚えます。

発作が起こると酸素不足になるので、息切れや、呼吸困難を伴うこともよくあります。

また、人によっては、胃や背中の痛みとして感じたり、喉《のど》の痛み、肩や腕のしびれ、頭痛、嘔吐《おうと》が現れるケースもあります。

発作は数十秒から数分で治まりますが、その間、心臓への血液供給が不足します。そのために、ちょっと体を動かしただけで息切れがしたり、発作が再発することもあります。

では、心筋梗塞についてはどうでしょうか。

心筋梗塞が起こると、やはり胸が締めつけられるような激痛が走ります。また、冷や汗や吐き気などを伴うこともよくあります。発作は数十分で治まる場合もあれば、ときには二四時間以上続くこともあります。

心筋梗塞は一刻を争う病気です。したがって、心筋梗塞が疑われる場合は、すぐに救急車を呼ぶことが第一。適切な処置が遅れると、死に至るケースも決して少なくありません。周囲に人がいない場合は、突然死で発見されることもあります。

その一方で、高齢者や糖尿病患者の場合、特に痛みの自覚がなく、気づかぬうちに心筋梗塞になっていたという症例もあります。こうした無自覚性の心筋梗塞を見つけるためには、やはり定期的な健診が役立ちます。

そのほか、胸や上半身にどうも不快感があるといった場合は、我慢してやり過ごすのではなく、念のために病院で診てもらったほうが安心です。

ちなみに、ひと昔前までは、狭心症は心筋梗塞の前兆として捉えられていました。けれども、近年、ごく軽度の動脈硬化であっても、状況によっては、何の予兆もなく心筋梗塞を招くケースがあることがわかってきました。

こうした症例は急性冠症候群と呼ばれていますが、その引き金となるのは「不安定プラーク」です。プラークとは「斑状肥厚性病変《はんじょうひこうせいびょうへん》」とも訳されますが、血管の内膜にできるコブのようなものです。

このプラークのうち、皮膚が薄くて水風船のように破れやすいものを不安定プラークといいます。不安定プラークの有無によって急性冠症候群のリスクは診断できますが、頸動脈《けいどうみゃく》エコー検査や画像検査によって調べます。

ちなみに、厚生労働省の「人口動態統計」によると、二〇一二年は心疾患による死亡数は全死因の第二位で、男女別でもガンに次いでともに第二位。一九万八六二二名にも上るそうで、人口一〇万人あたりの死亡率は、男性が一五一・四に対して、女性が一六三・六と少し高く、年々上昇傾向にあります。

虚血性心疾患は生活習慣病

心臓は体のなかで最も酸素を多く必要とする臓器の一つです。そして、生きるための燃料となる血液を全身に運ぶポンプですから、生命維持の根幹に関わる非常に重要な臓器であることはいうまでもありません。

それだけに、心臓に関する病気はどれも油断はできませんが、数ある心臓病のうち虚血性心疾患、すなわち心筋梗塞や狭心症は、生活習慣病と見なされているのが特徴です。つまり、いい換えるならば、自分自身の心がけによって、ある程度、遠ざけられる病だということにほかなりません。

虚血性心疾患は、最悪の場合、死に至る疾患であり、一命を取り留めても、心臓の機能低下を招きます。病後は、心臓の負担をできるだけ少なくする必要があるので、激しい運動ができなくなるなど、活動範囲を狭められることとなり、生活の質を大きく低下させる原因にもなります。

虚血性心疾患の予防・改善には、まず高血圧、高コレステロール、高血糖に気をつけること。こうした努力は、血管の老化予防でもあり、脳血管疾患の予防・改善とも重なります。

そのためには、食生活改善はもちろんのこと、適度に体を動かすことも大切です。食事と運動に気をつけることは、メタボリックシンドロームの予防・改善にもつながります。

ちなみに、暴飲暴食はもちろんNGですが、過度な運動や、興奮し過ぎることも、心臓に負担がかかり、よくありません。一方、ストレスを溜《た》め込むのもマイナスなので、十分な休養や睡眠をとって、ストレスを解消することも大切です。

また、喫煙も発症リスクを高めるので、愛煙家であれば、できるだけ早く禁煙することをおすすめします。

では、虚血性心疾患が疑われる場合には、どのような治療を施《ほどこ》すのでしょうか。

血管が狭まる、詰まりやすいなど、「狭心症の気《け》がある」とすれば、まず、食生活によって改善を目指します。

しかし、それだけでは不十分だという場合、投薬治療を行うのが一般的です。冠動脈を広げたり、冠動脈の緊張を和らげるなど、心臓の負担を減らす薬、あるいはその人の状態に応じて、血栓《けっせん》予防の薬、あるいは高血圧、高血糖、高脂血を改善する薬などを処方します。

そのほか、カテーテルと呼ばれる細い管を使って、詰まっている血管に対してピンポイントに薬を注入し、血栓を溶かす療法もあります。

より重症で、薬だけでは十分な治療効果が望めない場合は、外科的療法を検討します。

冠動脈にカテーテルを入れて、ステントと呼ばれる金属のネットや小さな風船を使って内《ない》腔《くう》を広げて安定させる療法も行われます。石灰化で硬くなった箇所をダイヤモンドコーティングしたやすりで削る方法もあります。

また、血管が詰まっている場所が何ヵ所もあるなど、カテーテルを入れにくい場合や、症状がさらに深刻な場合には、冠動脈バイパス手術を行うケースもあります。これは、不具合のある冠動脈に対して、新たなバイパス、すなわち迂回路《うかいろ》を作る手術です。

冠動脈バイパス手術は胸を開く大きな手術のため、体にかかる負担が大きく、体力のある患者さんに限られる手段。その代わり、術後の安定性は高く、薬への依存が低いといったメリットがあります。

脳卒中も三番目の新厄年後に増加

脳血管疾患も虚血性心疾患と同様、**三番目の新厄年（男性五〇歳・女性五二歳）**前後で発症リスクが上昇します。

「脳血管疾患」は文字どおり、脳の血管の病気で、古くは一般に脳卒中《のうそっちゅう》とも呼ばれていました。「卒中」とは「突然中《あた》る」といった意味で、「突然、見舞われる脳の病気」というニュアンスを読み取れます。

確かに発作を予知することは困難です。けれども、体の内側で徐々に進行した先に起こるものであり、そういう意味では、決して不慮の事故のような病気ではありません。

では、脳血管疾患とは、どんな病気を指すのでしょうか。

脳血管疾患は、脳の血管が詰まったり破れたりすることにより、その先に血液が供給されなくなり、脳の細胞が死んでしまう病気です。大別すると、「脳の血管が詰まる病気＝脳梗塞」と、「脳の血管が破れる病気＝脳出血」に分類できます。

どちらの場合も、脳の細胞の一部が死ぬことで、脳の機能に障害が起きたり、半身に麻痺《まひ》が生じたり、意識不明に陥って倒れるといった発作が起こったりします。

大きな発作が起こるより以前に、一過性脳虚血発作（ＴＩＡ）が現れることもしばしばあります。症状としては、一時的に言葉が出なくなったり、舌がもつれる、食べ物が飲み込みにくくなるといった障害が出ます。また、手足のしびれやモノが二重に見えたりするといった自覚症状も挙げられます。

一日でこうした症状は治まりますが、脳梗塞の前触れのサインなので、そのまま放っておいてはいけません。

この一過性脳虚血発作は、脳の血管が一時的に詰まったりすることによるものですが、こうした症状が出た場合には、「生活に大きな支障はないからいいや」などと自己完結しないで、一度精密検査を受けてみることです。何といっても予防が肝要ですが、万が一の場合も早期発見が大切です。

脳梗塞は、血栓と呼ばれる血の塊が脳内の血管に詰まって、その先に血液が流れなくなる病気で、大きく「脳血栓」と「脳塞栓《のうそくせん》」に分けられます。

脳血栓と呼ばれるのは、動脈硬化などによって脳内の血管が少しずつふさがるケース。この脳血栓は睡眠中に起こることが多く、体の片側が動かない、しびれや麻痺が出る、言葉が出ない、視野が欠ける、ふらつくなどの症状が徐々に現れます。

では、脳塞栓はどのような経緯で脳内の血管が詰まるのでしょうか。脳塞栓の場合は、心臓や頸動脈など、もともと脳以外の場所にできた血栓が、血液を通じて運ばれて、脳内の血管で突然、詰まってしまうケースが多く見られます。

脳塞栓は日中の活動で起こることが多く、急に体が麻痺したり、意識不明になって倒れたりします。

他方、脳出血は、「脳内出血」と「くも膜下出血」に分けられます。

脳内出血は、大脳、小脳、脳幹など、脳の内部のどこかで動脈が破れて出血する病気です。脳内のどの部分から出血したかによって、意識障害、運動麻痺、感覚障害など、現れ方が違ってきます。

では、くも膜下出血とはどんな病気なのでしょうか。

私たちの脳は、三層からなる膜に保護されています。具体的には、頭蓋骨の内側に、硬膜、くも膜、軟膜という順で覆われています。

このくも膜と脳の間には、たくさんの血管が張り巡らされていて、脳脊髄液《のうせきずいえき》と呼ばれる体液も循環しています。「くも膜下」とは、くも膜と脳との間の空間のことを指していて、くも膜下の血管が切れて出血する病気を、くも膜下出血と呼んでいます。

くも膜下出血の発症の多くは、脳動脈瘤と呼ばれる動脈のコブが原因です。脳動脈瘤によって周囲の神経や脳の働きが妨げられ、稀《まれ》に異常を感じることもありますが、ほとんどの場合は、血管が切れるまで自覚症状がありません。

くも膜下出血の症状としては、突然ひどい頭痛に襲われるのが特徴的で、そのほか吐き気を催したり、場合によっては意識を失うこともあります。最悪の場合、呼吸停止を起こして死に至ることもあるので、決して油断できない病気です。

ちなみに、厚生労働省の「人口動態統計」によると、二〇一二年は脳血管疾患による死亡数は全死因の第四位で、男女別では男性が第四位、女性では第三位となっています。

人数としては一二万一五〇五名にも上り、人口一〇万人あたりの死亡率は、男性が九五・五、女性が九七・四で、傾向としては心疾患と同様に、年々上昇傾向にあります。

脳血管疾患の傾向と対策

脳血管疾患は、いずれのタイプにせよ、命に関わる病気です。実際、前述のとおり、ガン、心疾患、肺炎に次いで、日本人の死因の第四位に数えられます。

また、一命を取り留めた場合も、麻痺や半身不随といった後遺症が残ることが多い点も、この病気の非常に悩ましいところです。体が思うように動かなくなり、そのまま寝たきりになるケースも少なくありません。

事実、二〇一〇年の「国民生活基礎調査」によると、脳血管疾患が要支援・要介護の原因の第一位で、全体の二一・五パーセントを占めています。

脳は心臓と並び、たくさんの酸素と栄養を必要とする臓器。そして、生物として生きていくうえでも、さらに、私たち人間を人間たらしめるという意味でも、非常に特別な臓器です。それだけに、脳の機能を損なうことは、生活の質を著しく低下させる原因になります。

ひと言で脳血管疾患といっても、先に挙げたとおり、脳梗塞（脳血栓、脳塞栓）と脳出血（脳内出血、くも膜下出血）のように、いくつかのタイプに分けられます。とはいえ、いずれも血管壁が硬く脆《もろ》くなる動脈硬化が引き金になるケースがほとんどです。

この動脈硬化に関しては、高血圧、脂質異常症、糖尿病の人は特に注意が必要です。また、これらの「病気」と見なされるほど健康診断の数値が悪くない人でも、「血圧が高め」「中性脂肪やLDLコレステロールの数値が高め」「血糖値が高め」といったマイナスの要因が重なると、動脈硬化の進行が加速します。

メタボリックシンドローム（詳しくは一〇六ページを参照）も動脈硬化を進行させる要因なので、メタボリックシンドロームの予防も大切です。

ただし例外的に、くも膜下出血は、ほかの脳血管疾患に比べると遺伝的要因が強く、動脈硬化が進行していない人、痩せている人にも起こりやすい傾向があります。父母や祖父母が、くも膜下出血を患ったことがあるなど、身内に罹患《りかん》した人がいる場合は、特に気をつけてください。

脳血管疾患の予防・改善には、まず高血圧を防ぐことが大切です。そのほかにも、脂質異常症や高血糖も脳血管疾患のリスクを高めます。

血管を若く保つ秘訣は第四章で詳しく紹介しますが、ごく基本的なこととしては、食生活の改善、具体的には、減塩、動物性脂肪を摂りすぎない、炭水化物や甘いものを控えめにする、といった対策が挙げられます。

食事や運動、喫煙や飲酒など、生活習慣が大きく左右することはいうまでもありません。

そのほかにも、脳血管疾患で家族の人を亡くしたなど、家系的に脳血管疾患が多いといった傾向があれば、より一層、生活習慣に気をつけて、発症リスクを下げるようにしましょう。

そして、脳血管疾患の発作を起こす前に現れやすい自覚症状が散見される場合は、CTやMRIの検査を受けたり、頸動脈の検査を受けることをおすすめします。

また、血管壁を弱くするものとして、タバコの煙が挙げられます。そして、血管壁はコラーゲンタンパクでできていますので、タンパク質とビタミンCが不足すると、やはり血管が破れやすくなります。

では、脳血管疾患が疑われた場合、どのような治療を施すのでしょうか。

状況にもよりますが、問診、CT検査、MRI検査など、ひととおりの検査を経て診断を下します。そして場合によっては手術を行い、手術を選ばない場合は内科的治療を行います。

いずれにせよ、発作後に、できるだけ速やかに入院して治療を受けることが肝要で、早ければ早いほど治療効果は上がります。発作から入院するまでの時間が、運命を左右するのです。

また、内科的治療の中心は投薬で、血栓を溶かしたり、血液の流れをよくする薬によって、脳細胞死を防いだり、脳のむくみを改善することを目指します。

手術では、血栓のできた脳動脈に管を入れて溶かしたり、削ったり、動脈瘤が破裂しないようにクリップをかける、固める、あるいは血液の塊を取り出すといったケースなどがあります。

脳血管疾患になると、生活習慣の改善のほかにもう一つ、ほとんどの場合、リハビリが必要になってきます。寝たきりでいると、筋肉や関節を動かさなくなるので、機能が低下してしまうからです。

そのため、入院中から座ったり、立ったり、歩いたりといった基本的な動作を訓練したり、退院後もできるだけ自立した日常生活が送れるよう、体を動かす訓練を続けます。

糖尿病予防は一番目の新厄年から

一番目の新厄年（男性二四歳・女性二五歳）の時点で、七大疾患の発症率を見てみると、男女ともに糖尿病が約半数を占めています。二〇歳代のうちから糖尿病対策を講じることをおすすめします。

さて、糖尿病は、ごく端的にいえば、血糖値が高くなる病気です。血糖値とは、血液中のブドウ糖（グルコース）の濃度のこと。エネルギー源として体内で使われるブドウ糖は、血液中である程度、一定の濃度に保たれています。

ちなみに「糖尿病」と呼ばれるのは、血糖値が高くなりすぎると糖を含んだ尿（＝糖尿）

が排出されることから来ています。実際、糖尿病の人の尿は甘い味がして、外で放尿すると、糖に引き寄せられて、たくさんのアリがたかってくることもあるそうです。

この血糖値は、食事と運動によって大きく左右されるので、基本的には空腹時は低く、食後は高くなります。ちなみに現在の基準値は、空腹時血糖値が一一〇mg／dl（ミリグラム／デシリットル）未満、食事二時間後の血糖値が一四〇mg／dl未満とされています。

糖尿病の判定は、二〇一〇年より、空腹時血糖が一二六以上、食後二時間後の血糖が二〇〇以上、またヘモグロビンA1c《エーワンシー》は二〇一二年より国際標準値で六・五パーセント以上とされています。

ちなみに、ヘモグロビンA1cというのは、糖尿病の診療においてよく使われる数値で、過去一～二ヵ月の血糖の状態を推定する重要な材料になります。

二〇一一年の「国民健康・栄養調査報告」によると、「糖尿病が強く疑われる人」（二〇歳以上）の割合は、男性が一五・七パーセント、女性は七・六パーセントとなっています。さらに「糖尿病の可能性を否定できない人」、いわゆる糖尿病予備群は、男性が一七・三パーセント、女性は一五・四パーセントに上ります。

つまり、糖尿病およびその予備群は、性別ごとに合計すると、男性の三三・〇パーセント、女性の二三・〇パーセントにもなり、改めて糖尿病がはびこっていることがわかります。

傾向としては、加齢とともに「糖尿病が強く疑われる人」の割合が増えて、男性は四〇～四九歳は六・七パーセント、五〇～五九歳は一〇・八パーセントとなり、六〇～六九歳では急上昇して二二・七パーセント、七〇歳以上はほぼ横ばいの二三・〇パーセントでした。

女性は男性に比べると少なく、四〇～四九歳は一・八パーセント、五〇～五九歳は五・六パーセント。六〇～六九歳になると男性ほどではないものの割合が高くなり、一二・五パーセント、七〇歳以上は一一・八パーセントという数字が弾き出されています。

いずれにせよ、糖尿病予備群も含めれば、男女ともに人数がさらに増えます。

では、そもそも、なぜ血糖値が異常値まで上昇してしまうのでしょうか。

食事を摂って炭水化物が消化吸収されると、ブドウ糖となって血液中に入ってくるので、食後の血糖値は食前よりも上昇します。通常は、こうして血糖値が上昇すると、膵臓《すいぞう》からインスリンと呼ばれるホルモンが分泌され、血液中のブドウ糖を細胞内に取り込んでエネルギーに変えたり、脂肪に変えて貯蔵したりすることで、血糖値を正常値まで下げます。

しかしながら、あまり高血糖の状態が長く続くと、膵臓が疲弊《ひへい》してしまいます。そうすると、膵臓の働きが低下して十分にインスリンが分泌されなくなり、血糖値が下がらなくなるのです。あるいは内臓脂肪が増加してくると、脂肪細胞や筋肉細胞がインスリンに反応しにくくなって、いくらインスリンを出しても血糖値が下がりにくくなります（これをインスリン抵抗性といいます）。

血糖値が高いことで、すぐに顕著な症状が出てくるわけではありません。とはいえ、その状態が長年にわたって続くと、ＱＯＬ（生活の質）を損ねる様々な合併症が現れます。自覚症状がないまま合併症を誘発させることも少なくないだけに、生活習慣病のなかでも最も厄《やっ》介《かい》な病気の一つといっていいでしょう。

さてここでは、数ある合併症のなかでも糖尿病の「三大合併症」と称されることもある、糖尿病腎症《じんしょう》、糖尿病網膜症、糖尿病神経障害について触れておきましょう。

糖尿病腎症は腎疾患の一種で、腎臓《じんぞう》の毛細血管が傷害され、濾過《ろか》装置である糸球体《しきゅうたい》の機能が低下して、老廃物を十分に濾過できないために起こります。

はじめはタンパク尿が見られ、病気が進行して腎不全になると正常な尿を作る機能が低下してしまいます。そうなると、定期的に病院に通って、機械を用いて血液の不要成分を濾過して尿を作る——いわゆる人工透析《とうせき》を受けなければならなくなるのです。

次に糖尿病網膜症は、網膜の血管が傷つくことによって起こります。

初期は自覚症状がないまま進行し、視力の低下や眼底出血、さらには最悪の場合、失明に至ることもある病気です。ちなみに糖尿病から来る目の病気としては、白内障《はくないしょう》も多く見られます。

そして糖尿病神経障害は、高血糖によって末梢《まっしょう》神経が侵《おか》されることにより生じます。初期は手足がジンジン、ヒリヒリしたり、痛みに対して鈍感になるといった症状が出てきます。こうした初期症状を放置していると、末梢神経の線維はさらに侵されて、最終的には何も感じなくなってしまいます。

神経障害が悪化すると、足の指などが壊死して切断しなければならなくなるといったケースもあるので、何よりも早期発見が大切です。

こうした三大合併症のほかにも、インスリンの働きが悪くなった状態では、高血圧や脂質異常症といった、別の異常も併発しやすくなります。すると、動脈硬化が促され、脳血管疾患や心疾患の発症リスクを何倍にも高める原因になるのです。

糖尿病予備群でも、メタボ傾向があると動脈硬化のリスクが高くなります。

糖尿病には、膵臓の障害などでインスリンの分泌が不足するために起こるI型糖尿病と、生活習慣病によって起こるII型糖尿病がありますが、日本人の糖尿病の九割以上はII型糖尿病です。

糖尿病が増え続ける最大の原因

このII型の糖尿病の原因は、第一に食事、具体的には糖質の摂りすぎです。

糖質は、お菓子や清涼飲料水などの甘いものばかりではありません。たとえば、主食と呼ばれる白米、うどん、蕎麦《そば》、パスタといった穀類全般は炭水化物で、「炭水化物＝糖質＋食物繊維」ですから、主食の食べすぎは糖質の摂りすぎにほかなりません。

糖質（炭水化物）、脂質、タンパク質は「三大栄養素」と呼ばれていますが、ほとんどの人は、糖質（炭水化物）を第一のエネルギー源とした食生活を送っています。

その主食が大きく血糖値を左右するとすれば、毎日毎食の栄養バランスと食べる量に気をつけることが、糖尿病の予防改善には欠かせません。別のいい方をすれば、こうした主食に頼る食事スタイルが、糖尿病を増やしてきたのです。

ひと昔前は、糖尿病は「ぜいたく病」などといわれていましたが、昨今では、むしろ貧困層のほうが肥満や糖尿病になりやすいという研究も発表されています。

というのも、経済的に余裕がない人ほど、安くてもお腹《なか》を満たすことができるジャンクフードや丼物《どんぶりもの》など、おかずが少なく炭水化物に頼る食事を選ぶ傾向があるからです。こうした食事スタイルは「高カロリー低栄養素」の典型といえるでしょう。

また、忙しいなどの理由から手っ取り早く食事を済ませようとするタイプも同様で、主食に偏《かたよ》る食事スタイルに陥りがちです。菓子パンとジュースで食事代わりなどとしないように心がけましょう。

食物繊維、ビタミン、ミネラルの豊富な野菜や果物は、生活習慣病の予防のために摂ることがすすめられますが、果物は糖度の高いものが増えていますので、摂取量を控えるようにしてください。

もちろん食べすぎも、糖尿病のリスクを高めるだけでなく肥満にもつながるので、よくありません。肥満はインスリンの効きが悪くなる要因の一つなので、太った人は糖尿病にもかかりやすくなります。

食事については、食べすぎないこと、腹七分目くらいに抑えること、そして量だけでなく栄養バランスを考慮することです。

甘いものや脂っこいものの食べすぎがNGなのはもちろんですが、前述のとおり、主食である米、麵《めん》、パンといった炭水化物の摂りすぎもいけません。炭水化物を食べれば食べるほど、必然的に糖質の摂取量が増えるので、食後の血糖値の上昇に直結するのです。

また、血糖値を急激に上下させないためには、食べる順番や食べる時間帯なども配慮することです。たとえば、野菜、海藻、キノコ類など食物繊維が多い副菜を最初に食べて、続いて肉や魚といった主菜を摂る、そしてラストに主食という食べ方が理想的です。

加えて食事の仕方としては、不規則に摂ったり、どか食いしたりするのはよくありません。一日三食、できるだけ規則的に食事をするのが理想です。

また、体を動かすことでエネルギー源であるブドウ糖が消費されるので、運動が血糖値を大きく左右します。インスリンが分泌されると筋肉にブドウ糖が取り込まれますが、一定量の運動をすることでも、同様に、筋肉にブドウ糖が取り込まれはじめるのです。

つまり運動をすると、インスリンを使うことなく血糖値を下げることができる——逆にいえば、運動不足の人は血糖値が上がりやすく、その分、血糖値を下げるためにインスリンを使わざるをえなくなります。すると、膵臓にかかる負担が大きくなるため疲弊しやすく、インスリンの分泌が悪くなったり、インスリンの効きが悪くなるなど、糖尿病のリスクが高まってしまうのです。

適度な運動は、糖尿病だけでなく健康で過ごすための秘訣の一つですが、糖尿病の対策として指標となるのは肥満度です。肥満の予防改善も、食事と運動の二本柱が大切で、自分の体重を管理して肥満にならないこと、肥満を解消することを目指して、食事と運動に取り組むとよいでしょう。

また一般的に、モンゴロイドは体質的に膵臓の機能が弱いので、血糖値が高い状態が続くと、ほかの人種よりも糖尿病になる確率が高いといえます。

アメリカも糖尿病の発症率は高いのですが、そもそも肥満率が高いので、結果として糖尿病患者も多いといえます。欧米人と日本人の体型を比較してみると、欧米人の肥満は、日本人からするとスケールがはるかに大きい……日本人は欧米人のような肥満体型になる前に、先に糖尿病を患ってしまうので、そこまで太れないのです。

また、インスリンが増えると脂肪を溜め込みやすくなりますが、日本人の場合、あまり高インスリン血症（高血糖を抑えるためにインスリンが過剰に分泌される状態）は起こしません。なぜなら、日本人はインスリンがそれほど出ないうちに糖尿病になり、膵臓が弱ってインスリンが出なくなってしまうからです。

糖尿病であることがわかっても、初期段階であれば、まずは食事療法や運動療法で経過を診ます。こうした療法だけでは十分に血糖値をコントロールできないようだと、その人の体の状態に応じて、血糖降下薬を処方するか、インスリン注射を打つといった治療を選択します。

膵臓のインスリンの分泌能力が落ちている人であれば、インスリン注射によるコントロールが必要とされます。

一番目の新厄年後は内臓脂肪対策

食事や運動をはじめ、日頃の生活習慣は、その人の体型として如実《にょじつ》に現れますし、生活習慣病はその呼び名のとおり、生活習慣が発症の大きな引き金となります。裏を返せば、自分で理想の体型が作れるのと同様に、生活習慣病の予防改善は可能だということです。

なかでも内臓脂肪型の肥満は、生活習慣病を誘引する元凶といっても過言ではありません。では、なぜ内臓脂肪を蓄積しすぎるとよくないのでしょうか。その疑問を解くために、内臓脂肪を構成している白色脂肪細胞の働きについて触れておきましょう。

この白色脂肪細胞の大事な働きは、大きく二つあります。一つは体内で使い切れなかったエネルギーの貯蔵。昔は、脂肪細胞の役割は、単にエネルギーを貯蔵しているだけだと考えられていました。けれども、実はもう一つ、脂肪細胞には、体の働きに影響する生理活性物質を分泌するという、内分泌器官としての役割があるのです。

この生理活性物質はアディポサイトカインと呼ばれていて、いろいろな種類があります。機能としては、インスリンの働きを左右したり、動脈硬化を予防したり促進したり、ホルモンのように体の働きをコントロールする作用を持っています。

そして、ＬＤＬコレステロールを「悪玉コレステロール」、ＨＤＬを「善玉コレステロール」などと呼ぶように、アディポサイトカインも、便宜的に「悪玉」と「善玉」に分けられます。

善玉アディポサイトカインの代表が、アディポネクチンです。内臓脂肪型肥満では、アディポネクチンが低下してきます。その結果、糖尿病や動脈硬化が進行するのです。

本来であれば、両者はバランスよく作用しているのですが、内臓脂肪を構成する白色脂肪細胞が増えすぎてしまうと、アディポサイトカインの分泌異常が起こります。するとインスリンの働きの低下、中性脂肪の上昇、善玉コレステロールの減少、動脈硬化など、様々な弊害が生じてしまうのです。

つまり、内臓脂肪を成している白色脂肪細胞の増えすぎは、高血糖、脂質異常、高血圧などの大きな要因になるのです。放っておけば、糖尿病や動脈硬化、さらには生命の危険を脅かす虚血性心疾患や脳血管疾患などにつながる可能性すらあります。

ちなみに、白色脂肪細胞に対して、褐色脂肪細胞と呼ばれる脂肪細胞もありますが、同じ脂肪細胞とはいえ、働きは大きく異なります。褐色脂肪細胞は、おもに首から胸にかけての肩甲骨《けんこうこつ》まわりに存在しており、脂肪を燃やして体内の熱の産生を促します。

さて、メタボリックシンドロームだと診断されたとしても、これといった自覚症状はないのが普通です。ですから、それだけで日常生活に支障をきたすことはありませんが、裏を返せば、サインがないのが怖いところです。

なぜなら、そんな状態のままでやり過ごしていると、見えないところで動脈硬化が進み、ある日突然、脳や心臓の血管が詰まり、脳梗塞や心筋梗塞といった重篤な病気を引き起こしかねないからです。

自覚症状がなくても、たとえば二〇歳当時と比較して、特に筋肉をつけたわけでもないのに体重が一〇キロ以上増えているとすれば、体に余分な脂肪が蓄積している証拠と見なしていいでしょう。

また、腹囲のサイズも同様で、健診で腹囲を測り、メタボ傾向を指摘されたら、早めに生活を改善しましょう。

特に男性は、女性に比べるとプロポーションに対するこだわりが少ない人が多く、食べすぎたり飲みすぎたりして、若いうちから体重が増加する傾向があります。ですから、**一番目の新厄年（男性二四歳・女性二五歳）**を迎えたら、早めに意識改革をして、肥満対策をスタートさせることが大事なポイントになります。

そのほか肥満予防は、七大疾患の一つ、変形性膝関節症の予防としても大切です。

膝痛は三番目の新厄年以降に激増

変形性関節症とは、関節の軟骨がすり減り、腫《は》れたり、痛みが生じる病気。**三番目の新厄年（男性五〇歳・女性五二歳）**のあたりで発症リスクがグンと上がります。とくに、女性は男性よりも発症率が高いので要注意です。

発症のきっかけによって、この病気は大きく二タイプに分けられ、加齢や肥満を原因とするのが「一次性関節症」、関節リウマチや痛風、靭帯《じんたい》や半月板《はんげつばん》の損傷といった、病気やケガによるものは「二次性関節症」と呼ばれています。

ちなみに、膝（変形性膝関節症）については一次性関節症が多く、股関節《こかんせつ》（変形性股関節症）は二次性関節症が多く見られます。

いずれにしても、変形性関節症が進行すると、関節が変形し、動かすたびにひどく痛むようになります。最初のうちは、階段の上り下りをする際に痛みを感じる程度ですが、悪化すると、歩くことさえ困難になります。

では、そもそもなぜ関節の軟骨がすり減り、関節が変形してしまうのでしょうか。その点を理解するために、関節周辺の構造について少し掘り下げてみましょう。

まず、関節の骨と骨の接点付近は、クッションの役割を果たす軟骨によってそれぞれ守られています。軟骨の表面はすべりやすくできていて、それによって骨と骨の摩擦を小さくし、関節がなめらかに動くために役立っています。

また、関節はむき出しになっているわけではなく、関節包《かんせつほう》と呼ばれる膜にすっぽり包まれています。関節包の内面は骨膜といい、ここから関節液が出ています。この関節液は、軟骨への栄養を供給したり、関節がスムーズに動くための潤滑油のような働きをしています。

そして関節の隙間《すきま》は、ヒアルロン酸を多く含む関節液で満たされています。このヒアルロン酸は歳を重ねるにつれて減少する傾向があり、それに伴い軟骨に負荷が増すのです。

その結果どうなるかといえば、軟骨がすり減りやすくなり、関節がスムーズに動かせなくなったり、骨と骨の間にも摩擦が生じたりします。すると、骨膜に炎症が起こったり、水が溜まったりして、膝が腫《は》れ上がるケースも出てくるのです。

さらに進行した場合、軟骨の下の骨が硬くなる、骨棘《こつきょく》と呼ばれる突起ができる、軟骨が変形するといった変化が起こり、関節の動きが悪化します。

初期のうちは、動きはじめに痛みを感じる程度なので、我慢してやり過ごしてしまう人も多いのですが、そうするうちに病気はどんどん進行してしまいます。すると、歩いたり膝を動かすたびに、硬くなった骨同士が直接当たり、そのたびに強い痛みを生じるようになり、曲げ伸ばしがしづらくなってくるのです。

また、一度変形してしまった関節は元に戻すことはできません。ですから放っておかないで、早めに対策を講じることが大切です。

東京大学の研究グループが、三〇四〇人を対象に、変形性膝関節症など、高齢者のＱＯＬを低下させる運動器障害の実態調査を、二〇〇五年からスタートしています。

この調査によると、Ｘ線で診断される変形性膝関節症の有病率は、男性が四二・〇パーセント、女性が六一・五パーセントという結果が得られました。男性に比べて女性は二〇パーセント近く多く、年齢とともに高まることが明らかにされています。

　この数字を、二〇〇五年度の年齢別人口構成に当てはめて推計したところ、日本国内の患者数（四〇歳以上）は二五三〇万人（男性八六〇万人、女性一六七〇万人）という数字が弾き出されました。

　このうち、実際に膝の痛みを自覚している人は約八〇〇万人、一方、痛みをまだ感じないため膝の故障を自覚していない「隠れ」変形性膝関節症の人は、有痛患者数の倍以上の約一七〇〇万人にも上ります。

　こうしたデータに鑑《かんが》みると、将来的には、変形性膝関節症に悩まされる人がさらに増加すると考えられます。「自分は大丈夫」などといった甘い考えは通用しません。

膝のトラブルを避けるポイント

　では、どうしたら変形性膝関節症を避けられるのでしょうか。変形性膝関節症を予防するポイントは、いかに膝への負担を減らすかです。裏を返せば、膝への過度な負担が変形性膝関節症を招くともいえます。

　具体的には、激しい運動をしている人、かつて激しい運動をしていた人、そして靱帯《じんたい》や半月板など膝のケガをした経験がある人は要注意です。一方、女性や高齢者など筋力が弱い人も、動きによって受ける衝撃を筋肉の働きによって十分にカバーできません。すると、膝がダイレクトに負担を受け止めることになり、変形性膝関節症を招きがちです。

また、もう一つ大きな引き金となるのは体重、つまり肥満です。

たとえば、膝にかかる負担は、歩いているときは体重の三倍、階段を下りるときには体重の七倍、さらに走っているときには体重の一〇倍もかかります。ですから体重の増減は、膝への負担を大きく左右するのです。

そのほか、たとえば体の使い方のクセで靴の外側ばかりがすり減るような人、あるいはO脚やX脚の人も、体のバランスが崩れやすく、膝に余計な負担がかかるので、要注意です。生活習慣としては、正座をする機会が多い、おもに和式トイレを使っているといった人も、膝に負担をかけています。

変形性膝関節症の原因はいくつもありますが、要約すれば「膝に負担をかけること」。まずは肥満を予防し、そして、ある程度の筋肉をつけ、さらには膝に負担をかけない生活習慣を身につけましょう。

一方、どのような症状が出たら要注意といえるのでしょうか。

膝の曲げ伸ばしがつらい、しゃがんだり正座をしたりするのがつらい、歩きはじめるとき、あるいはイスから立ち上がるとき、そして長時間歩くと膝が痛い――こうした症状が当てはまれば、変形性膝関節症が疑われます。

「このくらい我慢できるからいいだろう」と自己診断せず、早めに受診して、専門医の話に耳を傾けることも大切です。そして、正座を避ける、トイレを洋式にする、軽くて足に負担をかけないような靴を選ぶ、杖《つえ》を使う、階段では手すりを使うなど、日頃から膝をいたわる工夫《くふう》をしましょう。

女性は二番目の新厄年から骨ケア

骨粗鬆症は、男性は三番目の新厄年（五〇歳）、女性は二番目の新厄年（三九歳）あたりから発症リスクが高まりはじめ、その後も年齢とともに発症率が加速します。

骨粗鬆症とは、骨の強度が低下して骨折しやすくなる病気。この病気がなぜ問題かといえば、骨が脆くなることで、転んだり、つまずいたり、あるいはくしゃみをするといった、ちょっとした衝撃でも、骨折を起こしやすくなってしまう点が一番に挙げられます。

骨粗鬆症は、原発性骨粗鬆症と続発性骨粗鬆症とに大きく分けられ、治療方法が異なってきます。とはいえ、骨粗鬆症の大多数は原発性骨粗鬆症で、これは閉経《へいけい》や加齢などの要因がいくつか重なることにより起こります。

ちなみに、続発性骨粗鬆症のほうは、関節性リウマチなど特定の病気や薬物の使用などにより二次的に骨が脆くなるケース。原発性骨粗鬆症と違い、骨粗鬆症を招いた原因がはっきり特定できる点が特徴です。

本書では、骨粗鬆症の大半を占める原発性骨粗鬆症について掘り下げていきます。骨が脆くなるのは老化現象の一つ。特に閉経後の女性は、女性ホルモンの急激な減少によって骨密度が低下しやすく、六五歳以上の女性の約半数は骨粗鬆症だといわれています。

こうして骨の強度が低下して骨粗鬆症になったとしても、初期のうちは、特に自覚症状がありません。しかしながら、そのまま放置して、ある程度進行してくると、背中や腰に痛みが出たり、骨が変形して背中や腰が曲がったり、身長が縮むといった自覚・他覚症状が現れます。

また、骨粗鬆症になると、骨折しやすくなるのは前述のとおり。骨粗鬆症による骨折で特に多いのは、背骨、太腿の付け根、手首、腕の付け根などが挙げられます。

転んだときに骨折しやすいのが、太腿の付け根、手首、腕の付け根です。尻もちをついたり膝をついて転んだりすると下腿《かたい》の骨折につながりやすく、とっさに手や肘《ひじ》をついてカバーしようとしたときに、手首や腕の付け根などの骨折をするケースがよくあります。

なかでも、高齢者の場合、太腿の付け根の骨折などによって行動範囲が大きく制限されると、筋力の低下が一気に進行して、そのまま寝たきりになるなど、要介護状態に陥る人が少なくありません。こうした点を踏まえると、骨粗鬆症は、生活の質を大きく損ねる病気の一つとして、決して油断できないことがわかります。

一方、何もしなくても背骨の椎骨《ついこつ》が圧迫骨折を起こすケースもしばしばあります。背骨は椎骨と呼ばれる小さな骨がいくつも重なるようにできています。こうした椎骨が潰れるように折れるのが圧迫骨折。圧迫骨折をしてもあまり痛まない場合もあり、そのまま見逃していると圧迫骨折がさらに悪化し、背骨が全体的に潰れて、背中が丸くなっていきます。

一説によると、骨粗鬆症は一三〇〇万人を超えるのではないかとされており、今後さらに増加することが予測されます。

骨の強度を決定づける二つの要素

では、そもそも骨の強度とは、どのような要素で決まってくるのでしょうか。大きく二つ挙げることができます。

一つは骨密度、そしてもう一つは骨質。骨の強度を決めるのは、骨密度が七割、骨質が三割といわれています。

この骨密度が高いほど骨は丈夫で健康ですが、老化など何らかの理由により、カルシウムをはじめ骨に含まれるミネラルの量（骨量）が減少してしまうと、鬆《す》が入ったように骨がスカスカになり、脆くなってしまいます。

しかしながら、ある程度の骨密度がある場合でも骨折しやすいケースがあり、その原因は骨質にあることがわかってきました。そして、この骨質のよしあしを左右するのがコラーゲンです。骨の原料といえばカルシウムがよく知られていますが、実は骨の体積のおよそ半分は、コラーゲンが占めているからです。

建築物にたとえると、カルシウムはコンクリート、コラーゲンは鉄筋のようなものだと考えてもらえばよいでしょう。要するに、コラーゲンは骨をしっかり補強する大事な役割を果たしているのです。

続いて、骨量が減ってしまうメカニズムについて説明しましょう。骨量を左右するのは、骨の「リモデリング」が大きく関係しています。リモデリングは骨改変とも呼ばれ、骨の新陳代謝のことをいいます。

リモデリングは肌の新陳代謝のように自分の目で確かめられないので、少しイメージしづらいかもしれませんが、肌同様に骨も新陳代謝を繰り返し、その強度としなやかさを維持しているのです。

こうした新陳代謝の働きを調節するのは、男性・女性ホルモン、副甲状腺《ふくこうじょうせん》ホルモン、カルシトニンといった複数のホルモンと、活性型ビタミンDなどが挙げられます。

さて、閉経後の女性に骨粗鬆症が多いのは、女性ホルモンの急激な低下がその理由です。女性ほどではありませんが、男性についても、**三番目の新厄年（五〇歳）**以降は徐々に男性ホルモンが低下するので、骨粗鬆症のリスクが高まります。

骨粗鬆症を防ぐには、食事と運動が大切です。特に骨密度を保つには、カルシウムを十分に摂ること。そして、カルシウムの吸収を促すビタミンD、骨の形成を促すビタミンKも必要です。

そのほか、タンパク質も骨の材料（コラーゲン）になるので、タンパク質不足も避けましょう。コラーゲンはタンパク質とビタミンCとで作られています。

ところで、建物の鉄骨がさびてボロボロになるように、コラーゲンが劣化してボロボロになることがあります。その原因の一つがタバコの煙です。また、糖尿病で増える糖化タンパク（AGEs）もコラーゲンを劣化させます。

一方、骨密度は、骨にある程度の負荷をかけると高まります。ですから運動不足の人は、骨に対する負荷が少ないため、骨密度が低下していきます。激しい運動をする必要はありませんが、近場であれば自転車や車に頼らず歩くなど、日常生活のなかで、こまめに動く機会を増やすことが、骨密度のキープにつながります。

また動きが鈍《にぶ》ると、つまずいたり転倒しやすくなったりするので、結果として、骨折のリスクも上昇してしまいます。そういった意味合いにおいても、体を動かして筋肉をつけておくことが大切です。

女性に潜む「ロコモ」のリスク

「ロコモティブシンドローム」という言葉をご存じでしょうか。

メタボリックシンドロームに比べると、ロコモティブシンドロームは、まだ耳慣れない言葉かもしれません。これは、日本整形外科学会が二〇〇七年に提唱した概念で、健康寿命を考えるうえで非常に重要な考え方です。

日本語では運動器症候群と訳され、「運動器の障害により介護が必要になるリスクの高い状態」を意味します。足腰の衰えや膝の痛みなど、何らかの運動器の障害によって、日常生活で人や道具の助けが必要な状態、あるいはその一歩手前の状態といえるでしょう。

運動器とは、身体運動に関わる骨、筋肉、関節、神経などのすべてを指す言葉で、ロコモティブシンドロームでは、これらを全体として考えます。要するに、一つの病気というより、変形性膝関節症、骨粗鬆症に伴う骨折、関節リウマチの痛み、あるいは加齢による筋力の低下などが重なった結果、体のバランスを保ったり、転ばないように歩いたりすることが困難になる状態を指しているのです。

このロコモティブシンドロームは、メタボリックシンドローム、認知症と並び、健康寿命を縮めたり、寝たきりや要介護状態になったりする三大要因の一つといわれています。また、七大疾患のうち、変形性膝関節症と骨粗鬆症は、ロコモティブシンドロームの原因となる疾患です。

たとえば、歩こうとすると痛みが出たり、思うように動かせないといった機能の障害などがあると、運動量が減ったり、動きたいという気持ちが萎《な》えて、ますます運動能力が低下します。そして、このように動きが妨げられる状況が続くと、自力で歩いたり、着替えたり、トイレに行ったりするなど、最低限の日常生活も自分一人では行えなくなります。結果、介護を要するようになり、ついには寝たきりになってしまうのです。

二〇一三年度からスタートした厚生労働省の「第二次健康日本21」という取り組みでも「ロコモティブシンドロームを認知している国民の割合の増加」「足腰に痛みのある高齢者の割合の減少」などが目標に掲げられ、ロコモティブシンドローム対策に重点が置かれるようになっています。

特に女性は、閉経後に骨が急激に脆くなりやすいので、要注意です。運動機能を維持するために適度な運動をすると同時に、カルシウム、ヒアルロン酸、良質のタンパク質など、骨、関節、筋力を維持するための栄養素を意識して摂りましょう。

ただ、実際にロコモティブシンドロームの兆候が現れてくるのは中高年以降になってからがほとんどですが、その原因は、若い頃の生活に起因しています。

具体的には、食生活の乱れによる恒常的なカルシウム不足、成長期の無理なダイエットなどは、骨密度を減らす原因となり、骨粗鬆症の発症を早めます。また、運動不足も筋肉の発達を妨げ、骨への十分な負荷が不足して、骨の劣化を招きます。

新大厄以降に忍び寄る認知症

認知症の発症率はほかの七大疾患に比べると、**新大厄（男性、女性ともに六三歳）**の時点でも低く、新大厄を過ぎてから表面化するケースが大半です。

高齢になればなるほど、誰でも認知症にかかるリスクは高まります。自分自身、あるいは家族や近所の人といった身近な人々など、様々な形で関わり合う可能性のある病気ですから、ある程度、認知症に対する理解を深めておくことは大切でしょう。

認知症とは認知機能が低下してくる病気ですが、ただの物忘れとは根本的に異なります。

たとえば、朝ご飯に何を食べたか思い出せないといったケースは、誰でも起こりえる物忘れに過ぎません。一方、朝食を食べた記憶自体がすっぽり抜け落ちてしまう場合、認知症が疑われます。

認知症は、記憶障害が次第に進行するのも特徴で、やがて身の回りのことも自分でできないようになっていきます。

最近行われた調査によれば、六五歳以上の高齢者の一五パーセント、つまり、実に六〜七人に一人が認知症と見られ、その数は全国で四〇〇万人をゆうに超えると推定されています。これから先、日本の高齢者人口が増大していくことが予想されるので、患者数はさらに膨れ上がるのではないかと考えられます。

この認知症は、専門的には細かく分類されますが、ここでは、アルツハイマー型認知症、レビー小体型認知症、脳血管性認知症について掘り下げます。これらは三大認知症と呼ばれていて、全体の七割を占めています。

なかでも、アルツハイマー型認知症は、最も広く知られている認知症でしょう。実際、認知症の約半数がアルツハイマー型に分類されます。

アルツハイマー型認知症は、大脳皮質でβ《ベータ》アミロイドと呼ばれる異常なタンパク質が作られることが原因とされています。この異常なタンパク質が蓄積してくると、脳の神経細胞が少しずつ変性・脱落し、次第に脳が萎縮《いしゅく》してしまうのです。

基本的には高齢者がかかりやすい病気ですが、なかには四〇歳代から発症するケースもあり、特に「若年性アルツハイマー病」と呼ばれています。若くして発症した場合には、進行が早いことも特徴です。

アルツハイマー型認知症の前兆とされる症状は、軽い人格変化、睡眠障害、不安・抑圧症状などがあります。

人格変化とは、自己中心的になる、頑固《がんこ》になる、ルーズになるなど、人により様々。そのほか、警戒心が強くなって、怒鳴《どな》ったり、興奮したり、場合によっては人に手を上げたりする、いわゆる不穏と呼ばれる状態を呈したり、幻視を見たり、妄想が出たりします。

このアルツハイマー型認知症の進行については、大きく三段階に分けられます。根本的な治療法が確立されていないので、徐々に進行しつつ、以下のような経過をたどります。

第一期には、健忘症《けんぼうしょう》、道に迷う、徘徊《はいかい》などが見られますが、基本的に人格は保たれているレベルです。

続く第二期は、第一期の症状がそれぞれ進行し、記憶障害、注意障害、遂行機能障害、社会的行動障害が出てきて、生活に支障をきたします。また、失語（言語機能の障害）、失行（動作や運動の障害）、失認（感覚器を介した認識の障害）と呼ばれる症状も現れます。そのほか、手足の震えや体のこわばり、歩行困難など、パーキンソン病に似た症状も見せます。

第三期は認知症の末期で、運動機能に支障があるため、痙攣《けいれん》や失禁が多くなります。体も痩せてきて、衰弱が進み、嚥下《えんげ》性肺炎や尿路感染に由来する敗血症など、様々な病気にかかりやすくなり、最終的に命を落とす原因になりがちです。

そして、アルツハイマー型に次いで多い認知症が、レビー小体型認知症。この認知症は、おもに大脳皮質の神経細胞内に「レビー小体」と呼ばれる構造物が溜まることによって、脳の神経細胞が障害されて起こります。

初期症状として、見えないものが生々しく見える幻視や、妄想が出ます。やがて、アルツハイマー型に似た痴呆《ちほう》症状や、パーキンソン病に似た症状が現れます。認知障害と運動障害が、ともに出てくるのが特徴で、動作が鈍るため、つまずいたり転倒したりするといった危険に留意する必要があります。

三番目に多い脳血管性認知症は、脳梗塞や脳出血など、脳血管疾患が原因となって起こる認知症です。

脳血管疾患を起こした人が必ず認知症になるわけではありませんが、認知症のリスクは高まります。脳血管障害の再発により段階的に進行する疾患なので、脳血管疾患の再発を防ぐことが第一です。

認知症にならない方法とは

認知症に関する研究は様々な角度から進められているものの、脳血管性認知症を例外として、病気の原因に関しては不明な点が多いのが実情です。

治療については、根本的な治療法は見つかっていないものの、アルツハイマー型認知症には、塩酸ドネペジルなど抗コリンエステラーゼ阻害薬が、有効対処療法として用いられています。これらの薬は、進行を多少遅らせるという点では一定の効果をもたらしています。

そのほか、認知症の場合、治療の一環として非薬物療法が積極的に行われているのが特徴的です。たとえば、リハビリに取り組むことによって、食事、排泄《はいせつ》、入浴、着替えなど、日常生活を送るうえで基本となる身体的機能の向上を目指すことができます。

また、心理・社会的療法は、認知機能、精神症状、行動異常、感情に対してアプローチをします。認知症の精神症状や行動異常のなかには、対応の仕方によって改善が見られる場合もあれば、薬物に頼らざるをえない場合もあります。

いずれにせよ、日々の介護に当たる身内の人たちにとって過度な負担にならないよう、介護保険など社会的支援制度を賢く活用することも肝要です。

一方、認知症の予防には、どういったことに気をつければよいのでしょうか。絶対的な答えはありませんが、一定の有効性が認められている食事の摂り方や運動習慣があります。

まず食事に関しては、抗酸化物質であるビタミンC、ビタミンE、βカロテン、ポリフェノールを積極的に摂るとよいという研究があります。また、オメガ3系多価不飽和脂肪酸や中鎖《ちゅうさ》脂肪酸を摂るのが望ましく、長鎖《ちょうさ》飽和脂肪酸は控えたほうがよいとされています。特にイワシ、サバ、サンマなど青魚に多く含まれるオメガ3系の長鎖不飽和脂肪酸は、アルツハイマー病の予防効果を持つとする報告があります（詳しくは一七七ページを参照）。

一方、身体活動が低いことは、アルツハイマー病の危険因子だと指摘されてきました。中年期を活動的に過ごしている人のほうが、アルツハイマー病になりにくいという知見もあります。運動がよい影響をもたらす要因として、脳血流の増加が考えられています。

ガン予防は一番目の新厄年に開始

ガンの発症リスクは、**一番目の新厄年（男性二四歳・女性二五歳）**から少しずつ上昇し、**三番目の新厄年（男性五〇歳・女性五二歳）**以降はリスクが急上昇します。

ガンは、一九八一年以来ずっと、日本人の死因のトップとなっている病気です。厚生労働省の「人口動態統計」によると、二〇一二年には、ガンによる死亡数が三六万七九〇人。全死因の断トツ一位で、男女別に見ても第一位です。

人口一〇万人あたりの死亡率は、男性が三五〇・六、女性が二二五・六となっており、男性のほうがより高い比率となっています。いずれにせよ、死亡率の上昇傾向は、留まることを知りません。

二〇一二年のガンによる死亡率を部位別に見ると、男性は肺ガン（五万一三六二人）、胃ガン（三万二一八七人）、大腸ガン（二万五五一五人）、肝臓ガン（二万五五人）の順で、特に肺ガンは著しく上昇しています。

一方、女性は大腸ガン（二万一七三六人）、肺ガン（二万一四二人）、胃ガン（一万六九一三人）、乳ガン（一万二五二三人）、肝臓ガン（一万六二五人）の順に多くなっています。二〇〇三年に、大腸ガンは、長らく第一位だった胃ガンを上回るようになり、その後も大腸と肺は上昇傾向が続いています。

ガンとひとくくりにいっても、どの場所にできるかによっても大きく異なります。ガンの性質や症状も様々であり、別の臓器へ転移して広がっていくケースもあります。

死因の第一位になっていることからもわかるように、悪性の場合は生命を脅かす厄介な病気であることは間違いありません。また、放射線治療や抗ガン剤投与など、ガンに対する積極的な治療が、その副作用でＱＯＬを低下させる引き金となる点にも、ガンという病気に向き合う難しさがあります。

私たちの体内には、遺伝子を修復したり、異常な細胞の増殖を抑えたり、取り除いたりする仕組みがあります。これは免疫力が関係しているのですが、こうした監視をかいくぐって、細胞が遺伝子異常を起こすことを「ガン化」といいます。

ガン化した細胞は、無制限に増え続けたり、ほかの場所に転移するなどの性質を獲得してしまうことがあります。こうしたガン細胞が、年月をかけて数を増やし、悪性腫瘍《しゅよう》（＝ガン）を作るのです。

ガン細胞は、塊となって腫瘍を形成することで、周囲に広がったり移動しやすくなります。しばしば、ガン医療では「転移」や「浸潤《しんじゅん》」という言葉が使われますが、転移とは体の別の離れた部分に飛び火のようにして広がること。一方、浸潤とは、ガン細胞が周囲の組織を壊しながら入り込み、拡大していく様を指します。

ガンの三大療法に対する心構え

ガンの治療は、ガンの部分を切除したり破壊することでゼロに近づけること、転移や浸潤、すなわちガンの進行を防ぐことを目指します。

具体的な治療法は、大きく分けると外科手術、薬物療法、放射線治療が挙げられます。そのほか、免疫療法の研究も進められています。

いずれにせよ、それぞれ一長一短があるので、その人にとって最良の選択をすることが大切になります。ここでは、これら治療法のメリットとデメリットについて端的に触れておきましょう。

まず、手術の最大のメリットは、病巣を取り除けば治癒する可能性が比較的高いことでしょう。

一方、デメリットは、体への負担が大きいこと。また、日本の医療は世界的にも高い水準にあるものの、手術の失敗のリスクは決してゼロにはなりません。そして、たとえ手術自体が成功した場合でも、術後に感染症や別の障害を招くこともありえます。

加えて、場所によっては手術が不可能な場合もあります。

また、ひと口に手術といっても、内視鏡手術のようにレーザーで簡単に病巣を切り取ることができるものから、長時間に及ぶような拡大根治手術まで様々です。

薬物療法は、抗ガン剤、ホルモン剤、免疫賦活剤《めんえきふかつざい》（免疫力を高める薬）などといった薬を、飲み薬、点滴、注射によって投与する療法です。薬剤の効能によって、ガン細胞の分裂を抑える、ガン細胞を破壊することを目的とします。

ただし薬物療法は、ガンの種類によって、完治が期待できるもの、進行を遅らせることができるもの、いくらか症状を緩和できるもの、効果が期待できないものなど、その有効レベルは様々です。

手術では対応できないガンの場合などに、薬物療法がベターな手段として考えられるほか、手術ほど大きな負担を体にかけないで済むというメリットもあります。

とはいえ、脱毛、倦怠感《けんたいかん》、吐き気など、薬にはつねに何らかの副作用がついて回ります。また、肝臓や腎臓といった解毒《げどく》に関わる臓器に負担をかけるといったデメリットも避けられません。

そして、ガンの種類が同じだとしても、薬による効果や副作用には個人差があります。ですから経過を見ながら、よりよい治療を個別的に探っていくという態度が重要になります。

最後の放射線療法は、ガンの病巣部に放射線を照射することで、ガン細胞を死滅させます。ガンとその周辺のみを治療するという点では、手術と同じ局所治療ですが、臓器を温存する分、治療前に近い生活ができる可能性が残されている点が、手術にはないメリットです。

昔は、手術ができないほど進行した症例に対して放射線治療を施すという傾向があり、いまだに当座しのぎの治療と誤解されることがありますが、現在では検査や照射の技術も格段に進歩していて、効果的な治療の一つとして確立されています。

もっとも放射線療法にも、薬物療法と同様に副作用があります。倦怠感、めまい、食欲減退といった全身症状や、治療している部位に一時的に副作用が出たりします。

また、ガンの予防も非常に大切です。実際、発ガンの原因についての研究も進められています。

たとえば、胃ガンの原因としてはピロリ菌、子宮頸《しきゅうけい》ガンの原因としてはウイルスの感染がよく知られており、予防のためにワクチンが開発されています。

そのほか、ガンを促進させる化学物質などの環境因子や、ガンを抑制する食事因子なども発見されています。

新厄年を契機に、ガン検診による早期発見や予防対策を講じましょう。

第三章　健康寿命を延ばす「厄除け習慣」

男性二四歳、一番目の新厄年とは

まず、この章では、人生というロードマップにおいて、男性の二四歳、三七歳、五〇歳、六三歳、そして、女性の二五歳、三九歳、五二歳、六三歳――それぞれの新厄年のポイントは、どのような地点にさしかかっているのか、健康の観点から見ていきましょう。

その前に、新厄年を俯瞰《ふかん》してみましょう。

まず男性は、二四歳を皮切りに、一三年ごとにコンスタントに訪れます。一方の女性は、二五歳がはじまりで、男性に比べて一年遅く訪れますが、一番目の新厄年の後は、間隔が加齢とともに一四年、一三年、一一年と徐々に詰まっていきます。

そして、病気にかかる率に関しては、男女ともに五〇歳代以降は、加速するように高まる傾向があり、新大厄は男女ともに六三歳と並びます。

さて、男性の一番目の新厄年は二四歳。多くの人は学校を卒業して働きはじめていると考えられます。四年制の大学卒であれば、新社会人になって一～二年というこの時期、仕事の内容は人によりけりですが、若手として「早く仕事を覚えよう」と張り切っている年代であるという点では共通しているでしょう。

とはいえ、仕事のうえでは、職場という新しい環境に適応するに当たって、何かとストレスを受けやすい時期でもあります。激務をこなすことを求められる人はもちろんですが、傍《はた》目《め》からは、そんなにきつくない仕事のように見えても、本人にとっては慣れないことばかりで気苦労が多く、周りが思っている以上に疲労が溜まりやすいものです。

もっぱら、家族、友人、先生といった人たちとの人間関係のなかで過ごしていた学生から社会人になると、対人関係も大きく変化します。こうした人間関係の変化がストレスになる人が多いのも、この時期ならではの特徴です。

そしてもう一つ、学生時代とは異なり、自分のために使える時間が圧倒的に少なくなる人が大半です。生活のサイクルが仕事中心になり、昔は部活やサークルなどで熱心に体を動かしていた人でも、社会人になると定期的に運動をする機会を失うことが多いようです。

その一方で、二四歳という年齢は、一般に、体に無理が利《き》くと思われる年代です。そして、自分自身でも「まだまだイケる」と考えがち。「まだ若い」といった自己認識があるため、体を気遣う意識が薄く、健康について過信している人が少なくありません。

「まだ若い」「体は丈夫だ」と認識している人ほど、その結果、ついつい無茶をしたり、学生の頃と同じ感覚で暴飲暴食に走りがちです。ただでさえ社会人になると、付き合いでお酒をたしなむ機会が増えるので、食べすぎ飲みすぎに拍車がかかる人もいるでしょう。

こうした生活スタイルを続けていると、過食と運動不足が重なり、わずか一年で体重が一〇キロ以上増えることも、決して稀《まれ》ではありません。また、インスリンを分泌している膵臓が次第に疲弊してくるので、血糖値が上昇するリスクも高まります。

また、ストレスや過度の飲酒は、体内の活性酸素の発生量を増やすとともに、酸化物を処理する肝臓の機能を低下させるので、老化を促します。

二四歳という最初の新厄年をよい機会として生活習慣を見直さなければ、次の新厄年である三七歳に到達する頃には、肥満体型になったり、糖尿病患者の仲間入りをしたり、年齢に比べて老け込むことになりかねません。

基本的には、二四歳という新厄年は、まだまだ気力があり、見た目も内臓も元気ですが、心身ともに子供から成熟した大人になる大きな岐路に立つとき。人生を道路にたとえるなら、大きなカーブにさしかかっている時期に相当します。

たとえば、内臓をはじめ器官の生理機能が切り替わってくるのもこの時期です。ですから、一番目の新厄年は、栄養状態や身体活動をリセットするよい機会ともなるのです。

一人暮らしをスタートするなど、生活面で親から自立すると、食事内容など健康管理も自己判断にかかってきます。たとえば、学生のときのような大食いをしない、現在の自分にとっての腹八分を覚える、アルコールを飲みすぎないなど、この年代のうちから理想的な食事量と栄養バランスを身につければ、その後の健康に大きな差が生じます。

食事の内容については、意識的に抗酸化食品をバランスよく摂ることで、見た目も体内年齢も若々しく保つことができます。また、食事の量が適当かどうかを見極めるには、体重管理を基本に行うとよいでしょう。理想は、体重計に毎日乗る習慣をつけること。男性は女性に比べて内臓脂肪がつきやすく、いわゆるメタボ腹になりやすいので、体重の増減のほか、内臓脂肪の蓄積に注意しましょう。

若い頃よりも次第に太りやすくなってくるので、太ってきた自覚があれば、体重を五パーセント減らすことを目標に、ダイエットを心がけましょう。このように、二四歳の新厄年で体重を上手にコントロールすることが、次の新厄年まで若々しく元気に過ごす大事なカギになってくるのです。

そのほか、目立った自覚症状がないからといって、自分の健康を過信せず、健康診断を受けることも大切。生活習慣病の特徴は、無症状のまま進行していくことであるからです。血糖値や血中コレステロール値などを調べることによって、食べすぎ、炭水化物や脂質の摂りすぎなど、食事のバランスに問題がないかどうか推測できます。

一番目の新厄年に、どのような生活を送っているか――これが次の新厄年に影響を及ぼします。今後の健康リスクに備えていれば、ゆくゆく、健康寿命が大いに延びるでしょう。

男性三七歳、二番目の新厄年とは

続いて、男性の二番目の新厄年は三七歳です。仕事においては、ある程度の経験を積み重ね、職場での責任が増し、また四〇～六〇歳代の上司に比べれば、まだまだ体もいうことを聞く年代。結果として、多忙を極める時期といえそうです。

いわゆる「脂《あぶら》が乗っている」年代ですが、その裏返しで、何かとストレスが増えたり、残業時間が多くなるなど、生活のリズムが不規則になりがちです。

一方、プライベートにおいては、結婚をして子供がいる場合、子育てにも手がかかる時期でしょう。そうなると、仕事や家族から離れて自分のためだけにまとまった時間を割くことも難しくなります。

たとえ、「運動をしたいな」という気持ちが頭の片隅にあっても、現実には時間がとれなかったり、休日は疲れて家でぐったりしている人も多いでしょう。

実際、体力的にもピークを過ぎて次第に下降してくるので、若い頃に比べると無理が利かなくなります。こうした体力的な衰えから、疲れが出やすくなったり、運動する意欲も失われやすくなる、そんな傾向があります。

また、二四歳の新厄年以降、体内でひそかに進行していた健康リスクがじわじわ体をむしばんでいきます。

たとえば、心筋梗塞や脳梗塞などの動脈硬化症、糖尿病、あるいはガンといった七大疾患は、ひっそり体の内部で進行して、ある程度以上まで悪化した時点ではじめて、症状が現れる病気です。「気づいたときには遅かった」とならないように、発病の手前で食い止めることが肝要です。

糖尿病の場合だと、徐々に膵臓が疲弊してインスリン分泌が悪くなることで進行し、膵臓機能がおよそ半分に低下したとき、空腹時血糖値が一二六mg／dl以上になり、糖尿病と診断されます。

また、動脈硬化症は動脈の内側にプラークと呼ばれるコブ状の肥厚《ひこう》ができて、徐々に内腔が七五パーセントまで狭窄《きょうさく》して、はじめて症状が現れます。

ガンもまた、一個の細胞が異常な細胞に変化し、それが次第に増殖して、大きくなってはじめて気がつきます。増殖したガンを元に戻すことは困難なので、細胞をガン化させない発病前のリスク管理が重要です。

加えて、目に見えてわかりやすい体の変化は肥満です。年齢とともに基礎代謝が低下してくるうえに、運動不足が重なるため、どんどん肥満体型になってしまう。男性の肥満の特徴は、お腹まわりに内臓脂肪がつく「リンゴ型肥満」、いわゆるメタボ腹です。

こうしたメタボリックシンドロームの兆候が強くなるにしたがって、高血糖、高血圧、脂質異常、脂肪肝などを指摘されるケースが増えます。さらに放置していると、糖尿病、心筋梗塞、脳梗塞などのリスクが高まります。

ですから、三七歳の新厄年において最も気をつけてほしいのは、体重管理です。具体的には、おへその位置で測った腹囲が八五センチ以上ある人、あるいは一年間で急に体重が増えた人は、メタボリックシンドロームの疑いがあります。

そうした人は、食生活の見直しと運動の二本立てで、体重を五パーセント減らすのを目標に、内臓脂肪を減らす対策を講じましょう。

運動は、ウォーキングやヨガなど、手軽に取り組めることからスタートするのがおすすめ。こうした運動によって、血糖値を下げたり、体脂肪を燃やしたりできます。

特に、健康診断で「血糖値が高め」と結果が出た人は、それ以上悪化させないように生活を改めること。まずは、日常生活のなかでまめに体を動かしたり、炭水化物や甘いものの摂りすぎをやめましょう。体の「糖化」を防ぐことも、老化予防の大事なポイントです（詳しくは一三二ページを参照）。

一番目の新厄年に比べると、二番目の新厄年（三七歳）は、老化のカーブが急になってくるとき。つまり、生活習慣の問題点が現れてくるときです。未病の段階、あるいは境界域の段階で進行を食い止めるのに良い時期ともいえます。

この段階でしっかりケアをすることが、その後の人生を大きく左右するといっても過言ではありません。

男性五〇歳、三番目の新厄年とは

さて、男性の三番目の新厄年は五〇歳です。男性の場合、女性の閉経のようなわかりやすいサインはありませんが、この年代にさしかかると、実は男性ホルモンが低下して、いわゆる更年期障害の症状が出てきます。

この年代で、鬱《うつ》をはじめ様々な心身の不調に悩む人が増えるのは、こうした年齢的な体の変化が多分に影響しています。

また、男性ホルモンの低下により、筋肉を作る機能が落ちてくるので、筋肉量が減少します。その結果として基礎代謝も下がり、より太りやすい体質になるのです。

ですから、若い頃のままの生活を続けていると、遺伝的素因がなくても、メタボリックシンドロームの傾向が高まってきます。こうした傾向は、加齢とともにますます強まるので、生活習慣を段階的に変えていく必要があるのです。

五〇歳という年代は、二〇歳代、三〇歳代、四〇歳代と積み上げてきた悪い生活習慣のツケが現れてくる時期。糖尿病、高血圧、脂質異常症など、いわゆる生活習慣病と呼ばれる病気がいよいよ表に出てきます。

なかでも、五〇歳代は心筋梗塞の好発年齢ですから、十分に警戒すべきでしょう。そのほかの七大疾患に関しても、いよいよ発病リスクが高まる時期なので、五〇歳という三番目の新厄年を迎えるタイミングで、いま一度、各健康リスクを把握することが重要です。

たとえば、心筋梗塞の予防には、血圧が高ければ血圧を、ＬＤＬコレステロールが高ければＬＤＬコレステロールを下げることが第一です。数値によっては、薬物療法が必要となる場合もあるでしょう。

また、心筋梗塞の温床となる動脈硬化は、コレステロールそのものではなく、酸化されたコレステロールによって促進されることがわかっているので、緑黄色野菜、果物、ナッツ類などの抗酸化物質を積極的に摂取しましょう。さらに、カルシウム不足による血管の石灰化にも注意してください（詳しくは一三六ページを参照）。

そのほか軽いエクササイズに取り組むことも、もちろん重要です。

男性六三歳、新大厄とは

男性の新大厄は六三歳です。ちなみに、日本では定年が六〇歳から六五歳に引き上げられつつあるのが現状です。二〇一三年四月より改正高年齢者雇用安定法が施行され、六〇歳で定年を迎えても、希望をする人は六五歳まで雇用が継続されるようになり、定年の引き上げの流れがさらに進んでいます。

六〇歳と六五歳に挟まれた六三歳という年齢は、多くの人にとって、定年前後に当たりますが、定年を境に男性は、生活スタイルがガラッと大きく変わります。環境の変化から、認知症の症状が出やすくなる時期でもありますが、こうした人生の節目を迎えても心身ともにうまく対応することが、新大厄のポイントです。

実は、現役時代に仕事が充実していた人ほど、アクティビティ（活動性）が低下したり、気分が落ち込んだりするケースが多いのです。仕事から離れて、新しい生きがいや趣味にうまくシフトできればいいのですが、生活に張り合いを感じられなくなったり、家に閉じこもりがちになるケースもしばしば見られます。

体を動かしたり、心をワクワクさせたりするような趣味や生きがいを見つけることは、イキイキと健康な老後を過ごすためのポイントであり、認知症の予防としても大切です。心身とも、じっと一ヵ所に留まっているのはよくありません。

また新大厄は、七大疾患の発症率がいちばん増える年齢です。つまり、今後の健康寿命を左右する最大の分岐点といえます。

なかでも注意したいのが、血管の老化に伴う脳梗塞。脳血管疾患のリスクは三七ページに示したとおり、四〇歳を相対値一として、六三歳では七〜八まで上昇します。

脳梗塞の予防は、血圧が高ければ血圧を下げることが第一です。さらに脳梗塞の温床となる動脈硬化は、高血圧や糖尿病だけではなく、三番目の新厄年で述べたとおり、酸化されたコレステロールが引き金になるので、積極的に抗酸化物質を摂取するのが賢明です。

また、アクティビティの低下は、ロコモティブシンドロームのリスクを高めます。ロコモティブシンドロームの予防には、カルシウム、コラーゲン、ヒアルロン酸などを食事で補うと同時に、家に引きこもらず、何らかの形で社会参加を続けるように心がけましょう。

趣味のサークルに入る、地域のボランティア活動に参加するなど、できるだけ外出する日を作ることが大切です。

女性二五歳、一番目の新厄年とは

続いて、女性の新厄年を見ていきましょう。女性の一番目の新厄年は二五歳です。仕事もオフも充実している、あるいは充実させたいという時期でしょう。大人の女性として、恋愛や結婚に関する関心、美容への意識も高い年代です。

未婚の人、既婚の人、出産を経験している人など立場はそれぞれですが、仕事、家事、子育てに追われ、十分に体を動かす機会が作れなかったり、いままでに経験のないストレスが増える時期でもあります。

　また、女性として成熟する一方で、少しずつ若い頃に比べて運動能力が落ちてきたり、目の下のクマや肌のくすみが気になるなど、老化を意識しはじめる時期です。

　女性全般に当てはまることですが、新厄年の二五歳の頃に特に気をつけてほしいのは、「きれいになりたい」という一心から、過激なダイエットに走ったり、体に無理をかけたりしないことです。

　世の中には様々なダイエット法があふれていますが、その多くに共通するのが低カロリー食です。しかしながら、これによって筋肉からタンパク質が分解されて、エネルギーとして使われてしまうケースが多々あります。こうして生じる筋肉の萎縮は、基礎代謝の低下や体温の低下をもたらし、むしろ健康を害する原因になるのです。

　実際、激しい食事制限ダイエットをする人には、タンパク質のほか、カルシウム、抗酸化ビタミンといった必要な栄養素の不足がよく見受けられます。結局のところ、これらの栄養素を十分に摂らないと、若々しくきれいな体も健康な体も作れません。

　また、この時期は卵巣機能が充実していて、妊娠・出産に適した年代です。妊娠・出産を希望している人は、タンパク質や葉酸（レバー、緑黄色野菜、果物に多く含まれる）の不足は胎児の発育障害を招くので、特に注意しましょう。

全般的に、若い女性は「痩せたい願望」が強すぎる傾向があり、健康面からすると、ちっとも太っていないのに、モデルのような細身に憧《あこが》れてしまう人が大勢います。このため男性とは逆に、二五歳の新厄年では、肥満よりもむしろ「痩せすぎ」に注意する必要がありまます。BMIが一八・五を下回っている人は、体重を五パーセント増やすのを目標にするとよいでしょう。

健康リスクを把握しないまま、痩せすぎに傾いていくと、ホルモンバランスを崩して、月経不順や不妊を招きかねません。さらに、将来的には骨粗鬆症や乳ガンのリスクも高めてしまいます。

乳ガンの発症に関しては、出産経験がない、または少ない人、あるいは高齢出産なども、リスク因子になります。こうした因子に当てはまりそうな人は、先回りした対策を講じましょう。

具体的には、喫煙、飲酒、高脂肪食が乳ガンのリスクを高める一方、抗酸化物質やイソフラボンが豊富な大豆を積極的に摂ることが予防の一助になると考えられています。

他方、甘いものなどの食べすぎやダイエットのリバウンドによって肥満を繰り返す人も、若い女性に多く見られます。食べることを恐れないのも重要ですが、食べすぎや偏食が望ましくないのは当然のこと。

一番目の新厄年のうちに、栄養バランスに気をつけはじめると同時に、少なすぎず多すぎず、自分の体に適した量を摂る習慣を身につけることが大切です。適切な栄養摂取は、女性の関心度が高い、健康的で美しい肌を作るためにも欠かせません。

また、骨量が最も増えるのはこの年代です。成人女性としての基礎が作られる時期なので、無理をせず大切に過ごしましょう。

なお、二〇歳代半ばという若さだと、健康診断に対する意識が低い人が少なくありません。しかしながら、子宮頸ガンや乳ガンなど、若くても発症する女性特有のガンがいくつかあります。こうした健康リスクを把握して、一番目の新厄年のうちから、十分に気をつける必要があります。

そして、若いうちは、とかく健康よりも美容に目が向きがちですが、新厄年の二五歳をきっかけに、食事をはじめ生活習慣を見直し、イキイキと元気に暮らすための基礎を身につけておくべきでしょう。元気と美しさを保つためには、過激な食事制限は禁物。そして、抗酸化食品を積極的に取り入れることをおすすめします。

ダイエットのために食事制限をしている人のなかには、潜在性鉄欠乏症にかかっている人も少なくありません。その場合、疲れやすく、ふらつきやすいなどの症状が出たりします。

また、現在は家事を分担している夫婦も多いと思いますが、結婚あるいは出産などを経て、女性がおもに家族の食事作りに携わる、いわゆる台所を任されるケースが主流でしょう。そうした意味では、子供や夫といった大切な人の健康作りのカギを握る存在ともいえます。この段階で、食や健康に対する関心を高めることが、後々の家族の健康をも大きく左右することになるでしょう。

女性三九歳、二番目の新厄年とは

女性の二番目の新厄年は、四〇歳代手前にあたる三九歳です。働いている人であれば、仕事が充実して責任も増している時期でしょうし、子供がいれば子育て真っ最中の人も多いでしょう。いずれにせよ、よくいえば充実した時期であり、裏を返せば何かと忙しくストレスも多い時期でしょう。

一方で、若い頃のように気力で乗り切ろうとしても、体がついてこなくなるのもこの時期。また、一〇歳代や二〇歳代とは体が明らかに変化して、基礎代謝も落ち、肥満が増えてくる年齢です。肌のシワや白髪など、見た目の変化も気になってくる年齢でしょう。

こうした体の老化を感じても、仕事を優先したり、あるいは子供や夫など家族のことを優先したり、この年代の女性は「自分のことは後回し」という思考に陥りやすく、自分の健康については二の次、三の次にしやすい傾向があります。

そんな思考回路を脱して、自分自身を大切にする意識も必要です。こういった意識改革ができるかどうか――それが、その後の健康を大きく左右するでしょう。

二番目の新厄年を迎える頃には、卵巣機能が低下しはじめるので、女性ホルモンのエストロゲンの分泌が少しずつ減少します。そうすると、月経不順を起こしたり、イライラしやすくなったり、様々な不調が現れやすくなります。また、エストロゲンの減少により、骨密度の低下がはじまる時期です。骨の変形や骨折のリスクも高まります。

加えて、四〇歳代は変形性膝関節症の好発年齢に当たるので、三九歳の新厄年を迎えたら、将来の骨粗鬆症の予防とともに、膝の故障に最大限の注意を払いましょう。特に、若い頃にスポーツなどで膝を痛めた経験のある人は、変形性膝関節症になるリスクが高いので、そのための対策は必須《ひっす》です。そのほか、肥満も変形性膝関節症のリスクを増大させるので、肥満の改善も大切です。

そして、骨粗鬆症と変形性膝関節症を予防する食事としては、骨や関節の糖化を防ぐ食べ方を習慣づけること（詳しくは一三四ページを参照）、膝関節を守るヒアルロン酸を作る成分を摂取することを心がけてください。

さらに、乳ガンの発症リスクも高まるので、二番目の新厄年を迎える機会に、婦人科検診をきちんと受診してみることをおすすめします。

また、四〇歳代を前にして、活性酸素が体内に増えてきます。美容と健康、いずれの理由からも、抗酸化食品を意識的にしっかり摂取しましょう。

女性五二歳、三番目の新厄年とは

女性の三番目の新厄年は五二歳です。この年齢になると、次第に月経の間隔が空くようになり、やがて閉経が訪れます。二番目の新厄年からさらに進んで、女性ホルモンのエストロゲンが急激に減少するため、いわゆる更年期の諸症状が現れます。

閉経は女性の体に大きな変化をもたらします。しかしこれは、ある意味において、女性にとっての第二の人生のスタート。うまく心身のリセットをして乗り切りたいところです。

とはいえ、ホルモンバランスが大きく変わるので、様々な心身の不調を起こしてつらい思いをする人も少なくありません。手足の冷え、ほてり、のぼせといった不定愁訴《ふていしゅうそ》を感じたり、精神的にも不安定になったりするからです。

また、女性ホルモンの作用が急激に低下するために、従来の生活を続けていたとしても、骨量の減少が加速して、骨粗鬆症のリスクが高まります。加えて、この女性ホルモンは脂質の代謝にも関わっているのですが、その働きが弱まることで、コレステロールの値が上昇したり、より太りやすくなったりします。

こうして体重が増加すると膝の負担が大きくなるので、変形性膝関節症のリスクも上昇、健康寿命を損ねていく……そんな悪循環にも陥りやすいのです。

若いうちは「太る」といっても、女性の場合と男性とでは太り方が異なります。女性は男性の肥満によく見るような内臓脂肪が増える太り方ではなく、皮下脂肪が増えやすいので、メタボリックシンドロームになる人は少数派です。

しかしながら、閉経以降は女性ホルモンが減り、男性ホルモンの割合が増えて、男女差が縮まってくるので、男性同様にメタボリックシンドロームに注意する必要が出てきます。

女性ホルモンの分泌量だけでなく、五二歳を迎える頃には、体を酸化から守る力が低下してきます。ですから運動をしたり、抗酸化食品を積極的に摂って、その力を活性化しましょう。

また女性は、男性以上に、骨粗鬆症や変形性膝関節症の対策を講じる必要があります。具体的には、カルシウム、コラーゲン、ヒアルロン酸といった成分の摂取を習慣化しましょう。骨や関節を丈夫に保つためには、こうした成分を補うことが不可欠なのです。

次いで、骨や関節を補強してくれる筋肉の維持も大切。そのためには、タンパク質の摂取と運動が必要になります。一方、肥満は膝を痛める原因なので、心当たりがあれば、ぜい肉をそぎ落としましょう。

骨や関節を丈夫に保つことと肥満を防ぐことは、人の手助けを求めず、自由に元気に動ける体作りの肝《きも》。張り合いのある老後を送るために不可欠な条件です。

そして、新大厄である六三歳を健康的に乗り切るには、三番目の厄年（五二歳）の段階で、改めてどのような疾患の発病リスクが高まるのか、しっかり再確認するのが第一です。

女性六三歳、新大厄とは

新大厄は男女ともに六三歳です。女性の場合、夫が定年退職したり、孫ができたりと、周囲の環境が大きく変わり、結果として新しい役割を求められるケースが多くあります。そういった新たなステージに適応できれば、フレッシュな気持ちで生活を楽しめるでしょう。

では、健康面ではどのようなことに気をつける必要があるのでしょうか。まず女性は、この年齢を境に、骨粗鬆症のリスクが急上昇する点に留意しなければいけません。

気づかぬうちに骨量が低下してくるので、新大厄以降に気をつけてほしいのが骨折です。若い頃と違って骨が脆くなっているので、転んだり、よろけて手をついたりしただけでも、骨折につながることが少なくありません。

また、腰椎《ようつい》を骨折する人も少なくありません。日頃から、重い荷物を持ち上げるときなど、腰を痛めないように注意を払いましょう。

一度骨折をすると、体のほかの部分に余計な負担がかかって痛みが出やすくなります。そうすると運動機能が低下するなど、悪いスパイラルに陥りがちです。骨折を繰り返し、徐々に支援や介護が必要になるパターンも珍しくありません。

そのほか、五二歳の新厄年にはまったく膝に問題がなかった人でも、この年代になると変形性膝関節症のリスクが高まります。変形性膝関節症になると、少し動いただけでも膝の痛みを感じ動かなくなることで、ますます筋力が低下するという悪循環に陥ります。

一方、新大厄は決して暗い話ばかりではありません。様々なしがらみから逃れて、自分自身の人生を楽しめる可能性が広がる年齢でもあるからです。もっともそのためには、健康をキープしていることが大前提。ここを上手に乗り切ることで、明るくアクティブな老後の扉が開くのだと、前向きに捉えましょう。

すでに低下した骨量を元に戻すことは困難ですが、現状維持を目指すことは可能です。骨量の目減りを防ぐためには、カルシウムやビタミンDを積極的に摂りましょう。また、加齢とともに減少してしまうコラーゲンやヒアルロン酸といった骨・関節成分を補うことも大切です。

そのほか、骨折を防ぐには、ちょっとした不注意で転ばないように気をつけることです。

日常の諸動作に気を配るのと同時に、転倒予防の体操などを行って、足腰の筋力を維持するように心がける——この二本立ての対策が肝要です。特に女性は、男性よりも筋力がないので、意識的によく動く習慣を作りましょう。

運動が苦手な人は、自分に合った趣味を見つけるとよいでしょう。趣味に親しむことで、おのずと外出する機会が増えるなど、心身ともにアクティブに過ごせます。

頭を使うことと、体をよく動かすことは、認知症の予防にも効果があります。新大厄以降は、座ってじっとしていると認知症のリスクが高くなってきますので、体を動かすように心がけましょう。

「新厄年」を乗り切る八つの習慣

新厄年は、体を構成している様々な器官や内臓の耐用年数が切れる年齢ともいえます。自動車にたとえると、まめに掃除や手入れをしながら大事に乗れば、部品が長持ちし、長い年数にわたって乗り続けることができる一方、乱暴な乗り方をすれば、耐用年数まで持たずに故障してしまう、それと同じです。

私たち人間の体も、負担をかけ過ぎているところや弱ってきているところがないか、きちんと点検して適切にメンテナンスを重ねていけば、正常な機能を長く維持できます。

いってみれば、新厄年は車検を受ける年のようなもの。健康診断の結果などを基に、自分の健康リスクをしっかり把握し、生活習慣を見直しましょう。そんなふうに新厄年を一つ一つ乗り越えることが、健康寿命を延ばすことにつながります。

本書では、生活改善の指標となる「厄除け習慣」を八つピックアップしました。老化のアクセルを踏んで加速している自動車に対してブレーキをかけるのが、この八つの厄除け習慣です。

さらに、八つの習慣のうち、特に優先的に取り組むべきことを、男女の新厄年ごとに三つ示しました。◎印が最も気をつけてほしいポイント、○が次いで気をつけてほしいポイントです。

- 第一の厄除け習慣……抗酸化食品をバランスよく摂る
- 第二の厄除け習慣……「糖化」を防ぐ
- 第三の厄除け習慣……「石灰化」を防ぐ
- 第四の厄除け習慣……骨・関節成分を補う
- 第五の厄除け習慣……体重を五パーセント減らす／増やす
- 第六の厄除け習慣……体を酸化から守る軽いエクササイズを行う

・第七の厄除け習慣……趣味を楽しむ
・第八の厄除け習慣……健康リスクを把握する

男性二四歳：一番目の新厄年の厄除け術
◎健康リスクを把握する
○体重を五パーセント減らす
○抗酸化食品をバランスよく摂る

男性三七歳：二番目の新厄年の厄除け術
◎体重を五パーセント減らす
○体を酸化から守る軽いエクササイズを行う
○「糖化」を防ぐ

男性五〇歳：三番目の新厄年の厄除け術
◎健康リスクを把握する
○「石灰化」を防ぐ

○体を酸化から守る軽いエクササイズを行う

男性六三歳：新大厄の厄除け術

◎抗酸化食品をバランスよく摂る
○骨・関節成分を補う
○趣味を楽しむ

女性二五歳：一番目の新厄年の厄除け術

◎体重を五パーセント増やす
○健康リスクを把握する
○抗酸化食品をバランスよく摂る

女性三九歳：二番目の新厄年の厄除け術

◎骨・関節成分を補う
○「糖化」を防ぐ
○抗酸化食品をバランスよく摂る

女性五二歳：三番目の新厄年の厄除け術

◎健康リスクを把握する
○体を酸化から守る軽いエクササイズを行う
○骨・関節成分を補う

女性六三歳：新大厄の厄除け術

◎「石灰化」を防ぐ
○骨・関節成分を補う
○趣味を楽しむ

老化の原因「酸化」とは何か

まず、第一の厄除け習慣「抗酸化食品をバランスよく摂る」について説明しましょう。

私たちの生命活動は、呼吸とは切っても切れない関係にあります。何しろ、寝ているときも含めて、生きている限り呼吸をし続けているわけですから。

さて呼吸とは、酸素を吸い込み、二酸化炭素を放出することですが、呼吸は外呼吸と内呼吸と大きく二つに分けられます。

外呼吸とは、普段、私たちが意識している呼吸で、外界から酸素を取り入れ、体内でブドウ糖や脂肪を燃やしてエネルギーを作り、その結果できた二酸化炭素を放出すること。血液と肺との間でガス交換が行われています。一方、内呼吸とは、血液と細胞との間のガス交換で、細胞呼吸とも呼ばれます。

こうして呼吸によって体内に取り込んだ酸素は体中の細胞で使われますが、このうち約二パーセントの酸素が活性酸素に変化します。

活性酸素とは、ごく簡単にいえば、「活性」化した「酸素」です。「活性」という言葉の響きからすると、何となくよいイメージを持つ人がいるかもしれませんが、体内ではマイナスの働きをすることが多い物質です。

というのも、活性酸素は酸素分子のように安定していません。その不安定さゆえに、様々な物質と反応しやすい性質があります。

もう少し具体的にいうと、活性酸素は周囲のあらゆる物質から強引に電子を引き抜いて、安定しようとするのです。すると、電子を引き抜かれた物質が今度は不安定になり、また近くの物質から電子を引き抜いて……と、ドミノ倒しのような連鎖的反応を起こすのです。

こうした活性酸素のパワーは悪いことばかりではありません。発生する活性酸素がごく少量であれば、体内に侵入した細菌を酸化し、無害化させるといった有益な働きもしてくれます。しかしながら、活性酸素が増えすぎると、むやみやたらと体を酸化させる、すなわち体を「サビつかせる」結果を招くのです。

つまり、老化を加速し、七大疾患の多くの発症に関わる元凶となるのが活性酸素。ですから、抗酸化食品をバランスよく摂ることが非常に大切なのです。

たとえば、活性酸素によって血液中のコレステロールが酸化することは、動脈硬化を促すことにほかなりません。動脈硬化は虚血性心疾患や脳血管疾患のリスクを高めます。

それだけではありません。糖尿病、ガン、認知症、変形性膝関節症といった、ほかの七大疾患についても、活性酸素の関与が明らかになっています。

活性酸素には四つのタイプがありますが、私たちの体内には、それぞれ有害な活性酸素を除去する機能が備わっています。

たとえば、「スーパーオキシド」と名づけられた活性酸素がありますが、これは、ほかの三つの活性酸素を作り出す元になる物質。ただ私たちの体内には、このスーパーオキシドを速やかに消去してくれるSODという酵素も作られています。

このSODのような「スカベンジャー（掃除屋）」はいくつかありますが、残念ながらその生産量は二〇歳あたりでピークに達します。そして、二五歳頃から徐々に低下しはじめて、四〇歳頃には、ピーク時のおよそ半分しか作られなくなり、その後も減少の一途をたどるのです。

新厄年との関係でいうと、ピーク時から半減してしまうまでの過程は、一番目の新厄年（男性二四歳・女性二五歳）から二番目の新厄年（男性三七歳・女性三九歳）の期間に当たります。

SODがたくさん作られているうちは病気になりにくいのですが、四〇歳代以降は何かと病気をしやすくなり、老化が進むのは、こうしたSODの減少、ひいては体内の活性酸素の増加が大きな要因になっていると考えられます。

こうした活性酸素の反応によって生じてしまう酸化物（酸化コレステロール）を解毒するのは肝臓の仕事。ですから、できるだけ肝臓に負担をかけないようにすることも、活性酸素対策として大切です。肝臓の働きは二一〇ページ以降で詳しく説明していますが、肝臓が疲弊してしまうと十分に解毒できなくなり、体内の老化が加速してしまいます。

そのほか、女性にとっては大いに気になる美容に関しても、活性酸素は大敵。たとえば、年齢とともに悩みの種となる肌のシミやソバカスも、紫外線の刺激で皮膚に発生する活性酸素により肌が酸化されてできたものなのです。

というのも、紫外線によって皮膚には活性酸素が発生し、肌の細胞が酸化してしまうのです。細胞が酸化すると、細胞が死んでしまったり、本来の機能を果たさなくなってしまいます。皮膚では細胞の酸化を食い止めようと、メラニン色素が働き出し、それがシミやソバカスになるのです。

具体的には、大切な細胞の酸化を防ぐためにチロシンという物質が替え玉となって酸化され、その結果として発生するのがシミ（＝メラニン色素）というわけです。ですから、メラニン色素自体は悪者ではなく、そもそも予防すべき対象は、紫外線と活性酸素なのです。

また活性酸素は、シミやソバカスだけでなく、肌にハリや潤《うるお》いを与えるコラーゲンなども酸化させるので、肌の老化も促します。肌のたるみやシワも活性酸素が元凶です。

肌の老化は目に見えるので、体内にどれだけ活性酸素が増えているかを推《お》し量《はか》る一つの指標になります。肌の衰えから「目に見えない体の内側もまた老化しているのだ」と想像力を働かすことができれば、体をケアしようという意識も高まるでしょう。

皮膚は体内の鏡ともいえます。肌が若々しいのは、体内年齢も若いことを表しているのです。

活性酸素を減らす習慣とは

説明してきたとおり、活性酸素は老化や様々な病気を招きます。健康寿命を妨げる七大疾患の大きな要因であることも間違いありません。

ですから、一番目の新厄年を迎えたら、活性酸素対策をスタートしてほしいところです。決して早過ぎることはありません。

対策の方針としては大きく二つ。一つは体内に活性酸素を増やす要因を減らすこと、もう一つは活性酸素を消去する働きを持つ抗酸化食品を摂ることです。

では、活性酸素はどんな生活によって過剰に増えてしまうのでしょうか。

まず、タバコを吸う、お酒を飲みすぎるといった嗜好《しこう》が挙げられます。また、空気が悪かったり紫外線をたくさん浴びたりするような環境で過ごしていると、活性酸素が発生するのでNGです。

たとえば、車の往来が激しい通りでジョギングをするような習慣は、排気ガスをたくさん吸い込んでしまうので、健康面ではかえってマイナスになる可能性が考えられます。また、タバコを吸いながら歩いても、運動効果は上がりません。

紫外線は体内でビタミンDを作るためには必要ですが、前述のとおり、過剰な紫外線は活性酸素の発生を促し皮膚を老化させます。また、皮膚が日焼けすると免疫力も低下するので感染症にかかりやすくなるという報告もあります。

ですから、外で遊ぶ機会の多い子供のうちから、ある程度は紫外線対策をとったり、成人してからは、積極的な日焼けなどは避けたほうが無難です。天気予報を見る際は、紫外線情報にも注意しましょう。

そのほか、激しい運動、睡眠不足、ストレスも、活性酸素を増やす元凶です。適度な運動であれば健康増進に役立ちますが、あまりストイックにやると、むしろ体に与える害のほうが上回ってしまいます。睡眠不足やストレスが体によくないのは周知の事実でしょう。

とはいえ、現代社会では、望むと望まざるとにかかわらず、十分に睡眠時間を確保できなかったり、過度なストレスにさらされたりすることもままあります。できるだけ具体的に自分の生活環境を振り返り、活性酸素を増やす条件を拾い上げ、できるところから変えていくようにしましょう。

睡眠は七時間ほどとるのが、健康長寿の秘訣です。

一方、活性酸素を除去してくれる抗酸化物質は、どのように摂り入れていくとよいのでしょうか。

できるだけ毎日、意識して抗酸化物質を摂取するのが理想なのですが、自然界には何百種類という抗酸化物質が存在し、こうした成分を含む抗酸化食品も様々です。食材の分類でいえば、緑黄色野菜、果物、ナッツ類などが挙げられます。

厚生労働省では、成人一日あたり野菜を三五〇グラム以上、そのうち一二〇グラム以上は緑黄色野菜で摂ることを推奨しています。というのも、緑黄色野菜はβカロテンをはじめ抗酸化物質を豊富に含むからです。

ただし、野菜ジュースや果物ジュースは、野菜や果物の代わりになるものではないので注意してください。

特に、年齢を重ねれば重ねるほど老化するのは自然の摂理《せつり》ですから、より攻めの姿勢で「体の抗酸化」を目指すことが大切。そのためには、抗酸化物質を積極的に摂りましょう。緑茶やコーヒーにも抗酸化物質が多く含まれています。

さて、先に活性酸素には四つのタイプがあると述べましたが、これらすべてと闘うためには、様々な抗酸化物質をバランスよく補うことがポイントになります。なぜなら、抗酸化物質はその種類によって活性酸素を除去できるタイプが異なるからです。よって、同じものを多量に摂るよりも、たくさんの種類を少量ずつ摂るほうが効果的です。

また、酸化物を処理して排除する臓器＝肝臓が、しっかり機能することも大切です。肝臓の働きが低下すると、体内に酸化物が溜まり、健康が阻害されてしまいます。特に、アルコールの飲みすぎや過食による脂肪肝には注意しましょう。

さらに、食品に含まれている保存料やカビなどが肝機能に障害を与えることがあるので、注意が必要です。

老化物質の「AGEs」にご用心

第二の厄除け習慣は「『糖化』を防ぐ」——「抗酸化」に続く第二のキーワードは「抗糖化」です。

さて、食後に血糖値が上昇するのは、ごく当たり前のこと。なぜなら、主食に当たる炭水化物をはじめ、糖質が消化されてできるブドウ糖が血液中に流れ込むからです。しかしながら、血糖値の上昇が激しい、あるいは血糖値の高い状態が続く場合は問題です。

というのも、余ったブドウ糖はタンパク質と結合して、タンパク質を変性させてしまうことがあるから……これが糖化です。

「変性」という言葉は聞き慣れないかもしれませんが、体内の細胞や組織に、正常時には存在しない物質が沈着するか、あるいは正常時にはありえない量が沈着することで、本来持っている性状が失われて、機能が低下する状態を指します。

こうした変性のうち、過剰な糖分がタンパク質と結びついてできる物質が「AGEs」と呼ばれる老化物質で、AGEsは体にそのまま蓄積してしまいます。

では、タンパク質が糖化されると、どのようなことが起こるのか、コラーゲンを例に、もう少し詳しく見てみましょう。

アメリカ国立衛生研究所（NIH）は、骨粗鬆症を「骨強度の低下を特徴とし、骨折のリスクが増大しやすくなる骨格疾患」と定義していますが、骨強度は七〇パーセントが骨量（骨密度）で、残る三〇パーセントが骨質で決まると考えられています。

さて、骨の土台となる骨基質は九〇パーセントがコラーゲンで形成されていますが、コラーゲンの糖化でAGEsが増えると、骨基質が脆くなり、骨質が低下してしまいます。

骨質が低下した骨は、骨密度が高くても、チョークのようにポキリと折れやすくなり、たとえ骨を作る材料となるカルシウムを十分に補給して、骨量に問題がないとしても、骨折のリスクが高まります。

本来、コラーゲン線維は互いに橋を架け合うように結合（コラーゲン架橋《かきょう》）することで、強度と弾力性が生まれます。一方、AGEsが蓄積してしまうと、不必要な架橋結合（悪玉架橋）が増えます。この悪玉架橋は、コラーゲン同士を無秩序に硬くつなぎ止めてしまうため、硬くて脆くなったり弾力を失ってしまうのです。

骨だけではありません。表皮の内側にある真皮も七〇パーセントがコラーゲン線維でできていて、私たちの肌のハリが保たれています。

骨や肌などのこうした正常なコラーゲン架橋は善玉架橋とも称され、コラーゲン線維を秩序正しくつなぎ止めて、適度な弾力としなやかさの基となります。

同様に、血管壁も主にコラーゲンで強度を保っています。血糖値が高い状態が続き、コラーゲンの糖化が進むと、血管壁が弱くなって出血したり（眼底出血や脳出血）、動脈瘤《どうみゃくりゅう》ができたり、血栓《けっせん》ができたりします。

また、白く透明感のある肌と黄色くくすんだ肌の差も、糖化によるものと考えられています。肌のくすみとは、皮膚のタンパク質が糖化し、トーストの表面のように褐色化した「肌コゲ」とも呼ばれる老化症状なのです。

糖尿病の患者さんがしばしばチョコレートがかった肌の色をしているのも、高血糖のために皮膚の糖化が進んでいる証《あかし》と見られます。

体を「糖化」させる生活習慣とは

では、糖化を防ぐにはどうすればよいのでしょうか。

一つは、いかにして食後の血糖値の上昇をおだやかにするか。そのためには、メニュー選びや食べ方の工夫がポイントになります。

たとえば、カレーライス、丼物《どんぶりもの》、パン、うどん、蕎麦《そば》といった炭水化物が中心で、糖質に偏ったメニューは、血糖値を上げやすく、よって糖化を促します。

たとえ、全体の摂取エネルギーが増えても、主菜の魚や肉や卵、副菜の野菜や海藻などをバランスよく摂れる定食を選ぶほうが、糖化を防げます。

もちろん食べすぎはよくありませんが、お腹が満たないからと、ライスの大盛りを注文するのではなく、おかずを増やすように意識する——こういったメニューの選び方一つでも、血糖値の大幅な上昇を避けることが可能なのです。

また、血糖値の急上昇を抑えるには、食べる順番も重要です。サラダや野菜炒めなど食物繊維の多い副菜から食べはじめて、次に肉や魚などのタンパク質を中心とする主菜、最後に主食という順序で食べることで、血糖値の上昇がおだやかになります。

以前、「食べる順番ダイエット」が話題になりましたが、ある程度、おかずで空腹を満たしてから主食を摂るので、結果として、炭水化物の食べすぎ防止にも役立ちます。また、膵臓に対する負担も軽減されます。

ちなみに、オリーブオイルなどを使ったドレッシングや炒めものなど、質がいい適量の油を一緒に摂ると、より効果的です。

そのほかにも、知らないうちに糖化を進行させてしまう食習慣は多々あります。たとえば、残業などで小腹が空《す》いたときの、おにぎり、菓子類、甘い清涼飲料水や缶コーヒーなどには要注意。つい「この程度なら大丈夫だろう」と甘くみてしまいがちですが、こうした小さな積み重ねが、血糖値の上昇および体の糖化を進行させてしまうのです。

タンパク質が糖化され、AGEsが蓄積していくプロセスを抑える食品や薬品については、現在多くの食品会社や製薬会社により、研究が進行中です。

いずれにしろ体の糖化を防ぐには、いかに高血糖にならないようにするかです。そのためには食事と運動、さらには、この二点を通じて内臓脂肪を溜め込まないこと、それが予防対策の基本です。

糖質摂取量をはじめとする日頃の食事、そして適度な運動によって、ある程度、血糖値のコントロールは可能です。とすると、抗酸化に比べれば、抗糖化は自分で制御しやすいといえるでしょう。

また当然ながら、糖質の摂りすぎは七大疾患の一つ、糖尿病につながります。そして、糖尿病は様々な合併症のリスクを高めます。ですから、年齢に応じて糖質との付き合い方を変えることは、老化予防と健康寿命を維持するためには、避けて通れない課題です。

体の「石灰化」予防は自分次第

第三の厄除け習慣は「『石灰化』を防ぐ」――「石灰化」は酸化と糖化に次ぐ老化の三大要因といってもいいでしょう。しかしながら、石灰化は、酸化や糖化とは決定的に異なる点があります。

酸化と糖化は、酸素と糖質という私たち人間が生きていくうえで必要不可欠な物質によって起こります。ですから、一〇〇パーセント避けることは不可能です。

他方、石灰化は、カルシウム不足によって、まれに過剰のカルシウムによって起きる現象。ですから、カルシウムの必要十分な摂取を心がければ防止できます。

さて、カルシウムといえば、骨や歯を作る栄養素であることは、広く知られているでしょう。しかし、それだけではありません。カルシウムは、脳神経系統や筋肉などを正常に動かすための、いわば「メッセンジャー」となる物質で、生命活動にとって重要な役割を広く担っているのです。

体内のカルシウムは、その大半が骨に分布していますが、血液や細胞内にも微量が存在します。そして、カルシウムのメッセンジャー的な機能は、生命維持に欠かせません。ですから、正常に機能するため、私たちの体では血液や細胞のカルシウム濃度が一定に保たれています。具体的には、「骨：血液：細胞＝一億：一万：一」の比率です。

では、食事から摂取するカルシウムが不足した場合にはどうなるのでしょうか。答えはシンプルで、カルシウムが豊富にある骨や歯からカルシウムを引き出して、血液中や細胞内のカルシウム濃度をキープしようとする反応が起こります。

これは、急場を切り抜けるためには、非常によくできたシステムですが、カルシウムの摂取が足りずに、骨や歯からカルシウムを奪うような状態が続けば、骨量は低下して、骨粗鬆症のリスクが高まってしまいます。

また、骨から血液中にカルシウムがあふれ出すと、今度は、血液中のカルシウム濃度を一定に保とうとする働きが起こります。そのために、過剰なカルシウムが体中の細胞に蓄積されたり、酸化で損傷した血管に沈着したりするのです。

こうした、カルシウム不足が結果的にカルシウムの洪水を引き起こす現象は、「カルシウム・パラドックス」と呼ばれ、体内の石灰化、ひいては老化を進行させてしまいます。

たとえば、血管壁の石灰化は動脈硬化を促進する要因です。心筋梗塞で手術を受けた患者の冠動脈は、ドリルを使わなければ開通できないほど石灰化が進行していることがしばしばあります。特に血圧が高めの人は、石灰化で血管が硬くなっているケースが見られます。

高血圧を治すためには「第一に減塩」などとアドバイスされがちですが、実は、血圧降下のためには、減塩よりも、むしろカルシウム摂取が必要な場合も多いのです。

また、骨粗鬆症患者のCTを撮ると、骨量が低下してスカスカになっている一方で、冠動脈にカルシウムが過剰に溜まり、石灰化が進行していることも少なくありません。

そのほか、細胞に蓄積したカルシウムは、アルツハイマー病や糖尿病のリスクを高めます。細胞以外では、関節回りや骨に沈着した場合、骨の変形などで関節の痛みが生じたり、変形性膝関節症の原因になりえます。

さらには、細胞内のカルシウム濃度が上昇すると活性酸素の過剰生産が起こるので、体の酸化も進行してしまうのです。

カルシウムの摂取が石灰化の予防法ですが、残念なことに、カルシウムは日本人に最も不足しやすい栄養素の一つです。その理由としては、伝統的な和食に牛乳や乳製品がマッチしないことが考えられます。

また、若年層を中心にカルシウムが足りていない人が多いのは、朝食を抜く人が増えていることも一因でしょう。

朝食を摂ることで体温が上昇し、体にスイッチが入って活動的な状態になりますし、一日のリズムを整えてくれます。たとえば、パンなどの主食に、牛乳、チーズ、ヨーグルトといったカルシウムを含む食材をプラスして、そこに抗酸化物質を含む緑黄色野菜や果物を組み合わせるなどして、バランスのよい朝食を摂るのが理想的です。

さて、自分がカルシウム不足かどうかは、いくつかの嗜好《しこう》や自覚症状で類推できます。

- 乳製品が嫌い
- イライラしやすい

・足がつりやすい
・肩こりや頭痛が起きやすい
・高血圧気味である

これら五項目のうち、一つでも当てはまる人は、カルシウム不足の可能性があるので、カルシウムを効率よく摂れる食材を積極的に食べるようにしましょう。具体的には、豆腐、がんもどき、ヒジキ、小魚、桜エビ、牡蠣《かき》、ワカサギ、ヨーグルト、牛乳、チーズ、春菊《しゅんぎく》、小松菜をはじめ緑黄色野菜全般がおすすめです。

なお、カルシウムのサプリメントを活用する場合には、過剰摂取に要注意。また、カルシウムを骨にしっかり沈着させるには、ビタミンDやビタミンKも併せて必要です。

カルシウムのサプリメントと併せて、ビタミンDのサプリメントや薬を内服している人は、過剰摂取による石灰化を進めてしまうことがありますので、チェックする必要があります。

骨と関節を作る二大成分とは

第四の厄除け習慣は「骨・関節成分を補う」です。

骨の土台ともいえる骨基質は、材料のおよそ九〇パーセントがコラーゲンでできています。第二の厄除け習慣で見てきたとおり、糖化は誰の体にも多少なりとも起きるのですが、加齢に伴いコラーゲンの糖化が進みます。すると骨基質が劣化して、骨が脆く折れやすくなる懸念が増してきます。

ですから、骨粗鬆症を防ぐための健康習慣としては、カルシウムを十分に摂り、糖化を防ぐ食べ方をすると同時に、コラーゲンも摂取すれば万全です。コラーゲンはタンパク質の仲間で、このタンパク質はアミノ酸がたくさん結合したものです。

食事から摂取したコラーゲンは、アミノ酸、もしくはアミノ酸が二個結合したジペプチドまで分解されてから吸収されるので、コラーゲンを摂取しても体内のコラーゲン量が増えるとは考えにくいと説く有識者もいます。

しかし、私たちの体はそう単純に割り切れません。実際、京都府立大学の研究グループは、コラーゲンに含まれるジペプチドが体内に吸収されると、コラーゲン産生細胞を刺激し、体内におけるコラーゲンの産生を高めることを示唆《しさ》するデータを発表しています。

コラーゲンは、吸収されたアミノ酸やジペプチドから、ビタミンCの助けを借りて作られます。ですから、コラーゲンの材料（＝コラーゲンを含めたタンパク質）が不足しないこと、そしてビタミンCも積極的に摂ること……これらを心がければ、体内のコラーゲンの生成が促進される可能性があります。

コラーゲンは関節の要《かなめ》となる軟骨の材料でもありますが、関節成分としてもう一つ大切なのがヒアルロン酸です。

ヒアルロン酸を豊富に含む関節液は、膝関節を充たし、膝軟骨を守る潤滑油として、また緩衝剤として、重要な働きをしています。しかし、加齢に伴ってヒアルロン酸の体内産生が低下すると、膝関節にかかる負担が増大し、軟骨がすり減っていく要因となります。

こうして一度すり減った軟骨は元に戻らないと考えられていましたが、近年、ヒアルロン酸の体内産生を高めて、膝軟骨を再生する可能性のあるヒアルロン酸誘導ペプチド（iHA）が卵黄から発見され、今後の研究に大きな期待が持たれています。

コラーゲンとヒアルロン酸を効率的に補うおすすめの食材としては、ヒラメ、アサリ、カレイ、タイ、鶏の手羽先《てばさき》、牛すじ、豚肉、ウナギなどが挙げられます。

ほんの少しの体重差が寿命を左右

第五の厄除け習慣は「体重を五パーセント減らす／増やす」です。

まず、男性の場合、二〇歳代、三〇歳代、四〇歳代……と歳をとるにつれて、少しずつ背広のサイズが大きくなるケースが少なくありません。二〇歳の頃、自分の体重はどのくらいだったかを思い返してみてください。当時に比べて体重が増えているようなら、内臓脂肪を溜め込んでいる可能性が高いです。

メタボリックシンドロームの予防・改善にも、内臓脂肪を減らす必要があります。

体脂肪は皮下脂肪と内臓脂肪に分かれますが、皮下脂肪は定期預金、内臓脂肪は普通預金にたとえられます。皮下脂肪は溜まりにくく、その代わり、一度溜まってしまうと減りにくいのに対し、内臓脂肪は過食や運動不足によって簡単に溜まりやすく、その一方で、わずかな努力で減るのが特徴です。

実際、脂質異常症の患者が摂取エネルギーを抑える食事療法に取り組むと、皮下脂肪はさほど減らず、内臓脂肪がみるみる減るケースが観察されます。

健康診断でメタボ傾向を指摘されたら、現在の体重から五パーセント減らすことを目標に減量をはじめましょう。たとえば、体重が八〇キロの人なら、四キロ減らすのが目標です。目標にしやすい現実的な数字ですし、五パーセントとはいえ、その効果は絶大で、検査で悪かった数値が確実に改善します。

そして、エネルギー計算まではできなくても、外食のメニューやコンビニの弁当などを選ぶときには、エネルギー量を確かめることを習慣化しましょう。

また、自分の好きなメニューのなかで、エネルギー量の比較的少ないものを調べてリスト化するのもおすすめ。ダイエット仲間を作って、こうした情報を交換し合ったり、励まし合ったりするのもよいでしょう。

一方、女性の場合、二〇歳代ではダイエットによる瘦せすぎに注意が必要です。

この時期に瘦せすぎていると、将来的に骨粗鬆症になるリスクが高まってしまうので、BMIが一八・五を下回っている人は、体重の五パーセントを目安に増やしましょう。

たとえば、身長一六〇センチで体重が四六キロの女性の場合、二〜三キロ増やせば、瘦せすぎの危険域を脱することができます。体重が一〇パーセント増えたとすると、「五キロも増えちゃった」と嘆く人が少なくありませんが、五二キロでもBMIはまだ二〇・三です。

日本肥満学会では、BMIが一八・五以上から二五未満を普通体重としていますが、統計的に最も病気になりにくいBMIは二二。若い女性の意識がいかに「瘦せ志向」かを示しています。標準体重を目標に、しっかりバランスよく食べましょう。

一方、肥満が気になる人は、エネルギー源となる炭水化物、脂質、タンパク質のうち、まず炭水化物を減らし、次に脂質を控えめにすること。くれぐれも、コラーゲンや筋肉の材料になるタンパク質が不足しないように気をつけてください。

また、女性も年齢とともに代謝が落ちて肥満傾向が強まります。特に更年期の前後には、ホルモンバランスの乱れから太りやすくなります。高齢の肥満はとりわけ変形性膝関節症のリスクを高めるので、適度な運動と食生活の改善で、体重をコントロールしましょう。

一方、高齢者の痩せは筋力が低下するので要注意。転倒したり、関節を痛めやすくなります。高齢者で増えている筋力の低下はサルコペニア（筋肉減少症）といわれ、寝たきりや、健康寿命を縮めてしまう原因となります。また高齢者で、太っていても筋力が低下してサルコペニアを合併している人も増えています。

ですから、運動と食事の両面から気遣うことが大切なのです。

抗酸化酵素活性を高めるひと工夫

第六の厄除け習慣は「体を酸化から守る軽いエクササイズを行う」ことです。

活性酸素は、私たちが三六五日、二四時間、行っている呼吸によって、絶えず発生しています。特に、息の上がるような激しいスポーツを行うと、体内で大量の活性酸素が発生し、抗酸化の働きを持つビタミンの血中濃度が低下することが知られています。こうした理由から、抗酸化の専門医は、激しい運動を決してすすめません。

運動によって体内の活性酸素が増えるのなら、「運動をしないほうがいいのでは」などと思う人がいるかもしれませんが、それは違います。汗ばむ程度のエクササイズであれば体内に増えた活性酸素を消去するため、抗酸化酵素の活性を高める効果があることがわかっています。

この抗酸化酵素の活性は加齢によって低下しますが、軽めのエクササイズには、その活性を高める効果が期待できます。また、抗酸化酵素はタンパク質とミネラルで作られているので、ミネラルを野菜から摂取するのも有効です。

アメリカスポーツ医学会（ＡＣＳＭ）とアメリカ医師会（ＡＭＡ）は「Exercise is medicine」をスローガンに、医師と様々な職種が連帯して運動処方を行う取り組みを展開しています――「エクササイズは薬」とは、まさにそのとおり。至言だと思います。

軽めのエクササイズの習慣は、メタボリックシンドロームの予防や改善だけでなく、加齢に伴い増加するロコモティブシンドロームの予防にも有効です。

ただし、すでに膝関節の痛みなどが出ているときは、かえって症状を悪化させる可能性があるので、医師の処方のもとで運動を行ってください。なお、エクササイズの際は、クッション性のある靴を履《は》くなど、膝への配慮を怠らないことも大切です。

また、運動が苦手な人は、あえてエクササイズを行わなくても構いません。その代わり、日常生活の行動のなかで、少しだけ余計に体を動かすことを意識しましょう。

たとえば、電車やバスで空席があっても座らない、駅ではエスカレーターよりも階段を使う、時間があるときは散歩がてら目的の駅の一つ手前で降りて歩く、少し足を延ばしてランチを食べに行くなど、楽しみながらできることからスタートしましょう。

いずれにせよ、体をこまめに動かすといったわずかな努力の積み重ねが、蓄積した内臓脂肪の消費につながります。

また適度な運動は、肥満に限らず、高血圧、糖尿病、脂質異常症などの予防や改善に有効です。特に、腹筋、背筋、大腿四頭筋《だいたいしとうきん》といった大きな筋肉を鍛えると、高血糖の予防にも役立ちます。なぜなら、血液中のブドウ糖を筋肉に取り込むのを助ける、インスリンの作用が改善するからです。

では、「適度な運動」とはどの程度のものなのか――ウォーキング、ヨガ、ストレッチなど、うっすらと汗ばむ程度が目安です。

糖尿病の家系に生まれながら、糖尿病を発症した人と発症していない人の生活を比べると、発症した人は一日のうちで座っている時間が長かったというデータがあります。

これは極端な話かもしれませんが、こうした報告を基に、家でテレビを見るときも、ごろ寝をしたりせずに、立ったまま見ることをすすめる専門医もいるほどです。できるだけ、長時間座ったままでいることを避け、一時間ごとに立って室内を歩き回るなど、筋肉を刺激するのはよいことです。

心臓が悪かったり、変形性膝関節症の人の場合でも、医師に相談のうえ、自分の体に応じた運動をしましょう。プールでの水中歩行もすすめられます。七大疾患の一つ、認知症予防にも、軽い運動は効果的です。

趣味で日常生活とは違う脳を使う

第七の厄除け習慣は「趣味を楽しむ」です。

新大厄の六三歳を迎える前後で仕事をリタイアしたり、ある時期に子育てや介護から解放されるなど、誰にでもエアポケットのような時期が訪れます。

そんなとき、もともとスポーツが好きな人ならば、ゴルフやウォーキングなどを楽しむのもいいでしょう。あるいは、旅行を楽しむ人、地域のボランティア活動に参加する人など、様々な人がいるでしょう。

一方、日がな一日、テレビの前で過ごしたり、家に引きこもりがちになる人もいます。家でじっとしていると、使われない足腰の筋肉が次第に衰えるので、買い物に出るのでさえも億劫《おっくう》になってしまいます。

こうして、やがて歩行機能が低下してしまう。すると、歩いた際に転倒しやすくなり、骨折したりして、支援・介護が必要になるパターンも少なくありません。

また、私たちが健康寿命を全うして充実した生活を送るためには、社会との接点を絶やすのはNGです。社会参加を通じて心身のアクティビティ（活動性）を維持しましょう。

そのために再評価したいのが第七の厄除け習慣、趣味の効用です。何も特別なことではありません。自分が「好きだな」と心が動かされることを選ぶのが一番です。

たとえば音楽一つとってみても、音楽を聴いているだけで、リズムに合わせて筋肉の収縮が起こり、運動をする前の準備状態になることがわかっています。また、繰り返し聴くことで、詞とメロディーを結びつけて記憶するなど、記憶力の維持に役立ちます。

さらに音楽には、楽曲を聴く受動的な楽しみのほか、歌ったり楽器を弾《ひ》く能動的な楽しみもあります。リタイアをきっかけに、学生時代のバンド活動を再開した話も耳にしますし、身近な趣味として定着したカラオケなども、認知症の予防におすすめできる優れた健康習慣です。

あるいは、ジャズ鑑賞が趣味の人であれば、ジャズ喫茶巡りをすれば、趣味を同じくする仲間が見つかるでしょう。趣味を仲立ちとして、人とのコミュニケーションが新たに生まれれば、心身ともにイキイキと過ごす糧《かて》になります。

このように、家のなかに閉じこもらないようにすることは大切です。

趣味に費やす時間は、日常生活とは違った脳の領域を使うので、働き盛りの世代のストレス解消にも非常に有効です。

検査結果を生かす人しまい込む人

第八の厄除け習慣は「健康リスクを把握する」です。

職場には、従業員の健康管理のため、年に一回の定期健診を受けさせる義務があります。しかし、そんなせっかくの定期健診も、検査結果をよく見ずに、引き出しにしまい込んだままでいたり、異常値を指摘されているのに二次検査を受けず放置したり、活用せずに目を背けたりしている人は少なくありません。

また、実際に健康診断を受けた人と受けなかった人とで、病気になった人の割合を比較すると、特に差が見られなかったというデータもあります。

ただ、「体の悪いところが見つかるのが怖い」などという人もいますが、健康診断は病気の早期発見のためだけにあるのではなく、健康リスクをチェックして、むしろ病気になる前の予防にこそ役立てるべきものなのです。

そのためには、検査項目の意味をよく理解すること、そして、去年と今年の検査を比較して、異常値に迫っている項目がないか確認するなど、ポジティブに活用したいものです。

自営業や主婦の場合は、市区町村が実施する定期健診を利用することになりますが、受診率の低さが問題になっています。特に女性の場合、子宮頸ガンや乳ガンなど、婦人科系のガンのリスクが三〇歳代以降に上昇するので、定期的にガン検診を受けておくべきでしょう。

さらに近年、個々人の体質を診断して、発症リスクを予測する検査技術が急速に進歩し、医療サービスとして提供されはじめています。

さて、私たちは一人一人体質が異なり、誰でもどこかに弱点を持って生まれてきます。ここでいう「弱点」とは、特定の病気を起こしやすい遺伝的素因のこと。糖尿病家系に生まれた人が糖尿病に、ガン家系に生まれた人がガンになりやすいことは、経験的にも知られた事実です。

こうした遺伝的素因を調べる遺伝子診断は、現在のところ健康保険の適用対象にはなりませんが、新厄年を迎えるタイミングで受けてみるのもいいでしょう。

健康リスクを詳細に把握する検査は、頸動脈エコー、認知症の画像診断、各種の血液検査など、多種多様です。近い将来、これらの検査が定期健診にも組み込まれて、健康寿命を損なう七大疾患のリスクを判定し、その発症を防ぐことで、国民医療費の削減にも寄与する時代になればいい——そう期待しています。

健康リスクの把握に基づき、一人一人の個性に合わせたオーダーメイドの健康対策の処方《しょほう》箋《せん》が書かれる時代は、すぐそこまで来ていると私は考えています。

「見た目」が大事な理由とは？

第一章で、七五万人のレセプトデータの分析に基づく七大疾患の年齢リスクについて述べました。そして、この章では、自分がある年齢にさしかかったとき、特に、どんな病気に注意を払うべきか、そして、先回りしてどんな対策をはじめればいいのか、その大まかな道筋を描いてきました。

とりわけ四つの新厄年は、自分の健康について問い直す年齢と捉えて、生活習慣をリセットすることが大切です。

しかしながら、年代に応じた厄除け術を、より一人一人に適した対策にするには、もうひと工夫が必要でしょう。なぜなら、実年齢と体内年齢、すなわち体の老化度や健康度には、個人によって開きがあるからです。

たとえば、同じ新大厄の六三歳でも、老化が加速し、体内年齢が七〇歳を超えている人もいれば、若々しく五〇歳の体内年齢を保っている人もいます。「自分の体内年齢はいくつなのか」――この点を押さえておくことで、よりオーダーメイドに近いケアが可能になるのです。

そこで、自分の体内年齢を推測するための三つの手がかりを紹介しましょう。

一つは「見た目年齢」です。世の中には、実年齢相応に見える人もいれば、実年齢のわりに若々しい人、反対に実年齢よりも老《ふ》けている人もいます。

「人間は見た目ではない」などといいますが、実は、こうした「見た目」も重要で、見た目と体内年齢は、ある程度の相関関係があります。すなわち、見た目が若い人は体内年齢も若い、見た目が老けている人は体内年齢も老けている、というわけです。

では、なぜ、そんなことがいえるのでしょうか。

「皮膚は内臓の状態を映す鏡である」という言葉があります。たとえば、暴飲暴食を繰り返したり寝不足が続くと、肌荒れや吹き出物といった肌トラブルに悩まされます。多かれ少なかれ、たいていの人は身に覚えがあるでしょう。

このように、皮膚の状態と体内の臓器や組織の状態には関連性があります。皮膚科の領域では、皮膚の病変（デルマドローム）から内臓の病変を診察する方法もあるくらいです。

たとえば、血管や骨が老化している人は、シワやたるみも増えます。皮膚のハリや潤いがある人は、体内にコラーゲン成分を潤沢に保持しています。コラーゲンはまた、血管や骨を形成する材料でもあるので、その人はきっと、血管や骨も若々しいでしょう。

さらに、動脈硬化が進むと血行が悪くなって、皮膚の新陳代謝も衰えるので、皮膚の老化に拍車がかかるという悪循環も生まれます。自覚症状としては、足や手先の冷えが生じ、肌が青白くなったりします。

また、糖尿病が進むと吹き出物のような症状が頻発したり、肝臓病が進むと肌の色が黒ずんできたりします。

加えて、肥満という見た目も、体内年齢の高齢化を示すサインです。とりわけ、食事にも生活習慣にも大きな変化がないのに太ってきた人は、基礎代謝が低下してきた証拠で、体が確実に老化しているサインです。

また、見た目にも太って体がだるくなるといった症状があれば、甲状腺機能低下症の可能性が疑われます。この病気は、特に三番目の新厄年（男性五〇歳・女性五二歳）の頃に発病が増えるので要注意。甲状腺機能低下症は、甲状腺の検査によって診断できます。

このように、外見の観察によって体内年齢の見当はある程度つくわけですが、自分で鏡を見てチェックしても、「まだまだ若い」と思いたい心理が働き、バイアスがかかってしまいます。医師や美容の専門家の意見が最も参考になりますが、配偶者など、身近な人の正直かつ辛辣《しんらつ》な声に耳を傾けることも大切です。

体内年齢を自己チェックする方法

続いて、自覚する老化症状を手がかりに、体内年齢を推測する方法を紹介しましょう。

年齢研究所が行った「年齢と老化に関する意識調査」では、二〇〇〇人を対象に、老化の自覚症状を聞き取りました。そのうち、四〇歳代男女に共通する老化症状から上位二〇をピックアップしたのが、以下のチェックシートです。

とりわけ二〇～三〇歳代までの若い人に、以下のような症状が現れたら、体内年齢が実年齢よりも老けている可能性が高いと考えられます。また、五〇～六〇歳代でも当てはまる項目が少なければ、体内年齢が実年齢より若いと判断できるでしょう。

一三項目以上当てはまる人は黄信号。見えない体の内側で老化が進んでいる可能性が高いので、生活習慣を見直してみましょう。

体内年齢チェックシート

①　白髪が目立つ
②　髪にコシやハリがなくなる
③　シミやくすみが目立つ
④　皮膚のハリがなくなる
⑤　人や物の名前が思い出せなくなる
⑥　細かいものが見えにくい

⑦すぐに目が疲れる
⑧ダイエットをしてもなかなか痩せない
⑨レジ袋が開けにくい　指先が乾燥する
⑩爪《つめ》に縦の筋が目立つようになった
⑪食べ物が歯にはさまりやすい
⑫揚げ物を食べると胃がもたれる
⑬お酒が弱くなった
⑭すぐに眠くなる
⑮長時間眠れなくなる
⑯疲れがとれにくい
⑰運動をした翌々日に筋肉痛が出る
⑱立つときに「よいしょ」といった声が出る
⑲肘《ひじ》、膝などの関節が痛むことが増えた
⑳動悸、息切れを感じるようになった

当てはまる項目が、〇〜六個の人は、二〇歳代並みの体を持っています。結果に満足することなく、今後も本書を参考に、健康な生活を維持していきましょう。

当てはまる項目が、七〜一二個の人は、年齢による体の不調が出ているかもしれません。新厄年を前に生活習慣の見直しを図りましょう。

当てはまる項目が、一三〜二〇個の人は、七大疾患のリスクが溜まってきているかもしれません。早急に生活習慣や食生活を見直すことをおすすめします。

新体力テストでわかる年代別傾向

三つ目は、自分の運動能力の現状を正しく認識することで、体内年齢を推測する方法です。これは、特に女性に多いロコモティブシンドロームのリスクを推測し、予防を講じるための手がかりとしても有効です。

ちなみに、日本整形外科学会では、ロコモティブシンドロームのセルフチェックを目的に「ロコチェック」を開発し、その普及に努めています。しかし、これはどちらかといえば、高齢者の「ロコモ予備群」を洗い出すための内容です。

たとえば一〇歳代や二〇歳代の頃にスポーツで膝を痛めた経験のある人、あるいは肥満のために絶えず膝に大きな負担をかけている人などは、三番目の新厄年、あるいは新大厄にさしかかった時点で、変形性膝関節症に悩む可能性が高くなります。

関節や骨などにかかる物理的な負担のことをメカニカルストレスと呼びますが、ロコモティブシンドロームの予防には、思春期からの適正なメカニカルストレスの管理が重要になってきます。

メカニカルストレスが大きすぎるのは問題ですが、適度な運動と食事を通じて関節や骨を支える筋力を保ち、これらの運動器を円滑に動かす運動機能を維持する必要があります。たとえば、加齢がおもな原因であるサルコペニア（筋肉減少症）は変形性膝関節症につながりますし、体の敏捷性《びんしょうせい》や柔軟性が低下すると、転倒して骨折をしやすくなり、健康寿命を脅かします。

ロコモティブシンドロームの予防には、「新体力テスト」が一つの目安になるのではないかと考えられます。新体力テストとは、国民の体力と運動能力の状況を把握するために、文部科学省が毎年実施している「体力・運動能力調査」で用いられているテストです。

二〇一一年度は、六～七九歳の約六万六〇〇〇人が調査対象とされました。テスト項目は年齢によって異なり、二〇～六四歳の成人の場合は、「握力《あくりょく》」「上体起こし」「長座体前屈」（以上、全年齢共通項目）、「反復横跳び」「立ち幅跳び」「二〇メートルシャトルラン（往復持久走）」または「急歩（男性一五〇〇メートル・女性一〇〇〇メートル）」を行い、項目ごとに、性別に一〇点満点で得点が出されます。

二〇～六四歳の人は、それらの合計得点から、年代別（五歳刻み）にA～Eの五段階で総合評価される仕組みです。

また、二〇～七九歳の人は、合計得点によって、自分の体力年齢（五歳刻み）も知ることができます。

二〇一一年度の結果を見ると、成人全体の傾向としては二〇歳以降、運動の頻度に関わりなく、体力・運動能力は徐々に低下し、四〇歳代後半から加速度的に低下しています。

とはいえ、運動の頻度が高い人ほど、合計得点が高い傾向があります。やはり、運動習慣がある人は実年齢に比べて体内年齢が若いといえるでしょう。

ちなみに、運動・スポーツの実施頻度の調査では、二〇歳代後半～四〇歳代前半は頻度が低く、四〇歳代後半からは頻度が高くなっています。また、一九八五年頃に比べると、中高年の運動の頻度は高まってきています。

新体力テストの項目のなかには、自宅で行うのが難しい項目もありますが、地域の公立体育館や保健所で測定できる場合もあります。自分自身の体内年齢を客観的に把握するためにも、そして、日頃どれだけ自分が運動不足なのかをチェックするためにも、試してみることをおすすめします。

新体力テストの一四年間の推移を見ると、二〇歳代と三〇歳代の成績が、男女とも低落傾向にあるのに対して、五〇歳代の成績は、男女ともやや上昇傾向にあります。中年以降の人たちには勇気が湧いてくる事実です。

第四章　血管・脳・筋肉・骨・内臓が若返る習慣

「大還暦＝一二〇歳」も可能に

さて、前章では男女それぞれ、三度の新厄年、および六三歳の新大厄に向けて、どのような対策を講じればよいのか、ポイントとなる「厄除け術」を紹介しつつ掘り下げました。その目的は、いかにして「健康寿命」を延ばすか——突き詰めれば、すべてこの一点に集約されます。

私たちは物理的な時間をストップすることはできません。ですから、実年齢は万人同じように一つ一つ歳を重ねていきます。一方、体内年齢はそうではありません。自らの生活習慣次第《しだい》で体内年齢を若く保つことは十分に可能なのです。

つまり、これまで注目してきた七大疾患をはじめとする病的な老化をいかに避けるか、という課題だけでなく、さらに一歩踏み込んで、生理的な老化をいかに遅らせるか……それが、新大厄＝六三歳を超えて、その先もなお、若々しく、心身ともに元気で「百寿《ひゃくじゅ》＝一〇〇歳」を迎えるための重要なカギとなるのです。

そこで、最終章となるこの章では、私たちの体のなかでも、特に健康寿命と関係して生命活動を支えるための重要な器官と血液について、どうすれば若く保てるのか、それぞれ解説していきます。

具体的には、血管および血液、脳、筋肉、骨と関節、腸、肝臓について取り上げます。こうした血液や臓器の劣化の仕組みを知り、加えて、体内年齢を若く保つ秘訣を自分のものにしてもらえれば、百寿といわず、「大還暦《だいかんれき》＝一二〇歳」への扉も開けるかもしれません。

一番目の新厄年から血管ケアを

さて、全身の各細胞の活動にとって必要不可欠な酸素と栄養は、動脈の血液を通じて運ばれます。また、老廃物も静脈の血液を通じて回収されて体外に排出されます。ですから、血液の循環をよくすることは健康維持の基本中の基本です。

血液循環を考えるうえでは、血管と血液という二方向から対策を考える必要があります。血管が若々しい、血液の状態がよいということは、全身の健康、そして老化予防の基本になります。逆もまた然《しか》りで、血管の老化や、いわゆるゴワゴワの血管とドロドロの血液は、七大疾患も含めて、ありとあらゆる病気の引き金になり、老化を促す大きな要因です。

とりわけ、血管年齢を若く保つこと、そして血液のよい状態をキープすることは、七大疾患のうち、脳血管疾患、虚血性心疾患、糖尿病の予防に直結します。

二〇歳代までは、血管に大した老化は現れませんが、三〇歳頃を境に少しずつ老化が進みます。そして、メンテナンスを怠っていると、**三番目の新厄年（男性五〇歳・女性五二歳）**

のあたりから、狭心症や不整脈といったツケが現れやすくなります。

また、血管年齢は血液の状態と大いに関係するので、血液についても早めに対策を講じるべきです。

まず血管に関しては、丈夫で弾力性のある血管を保つことがポイントです。これは、血管年齢をいかに若く保つか、ということにほかなりません。

血管は、加齢とともに硬くなりますが（動脈硬化）、そこをどう防ぐか、そしてもう一つ、血管の壁そのものを丈夫に保つことが大切です。

丈夫でしなやかな血管を作る材料としては、タンパク質の一つであるコラーゲンが大切です。コラーゲンは真皮、骨、軟骨など、体内の様々な材料になることが知られていますが、実は血管壁も、コラーゲンが網目状になって形成されています。

食品中に含まれるコラーゲンは、食べてそのままコラーゲンになるわけではありません。コラーゲンは分解しづらい構造をしていて、吸収されにくいタンパク質。そのコラーゲンはまず、体内でアミノ酸に分解、吸収されます。

そして、アミノ酸からコラーゲンを合成するには、ビタミンCがその橋渡し役を務めます。つまり、体内でコラーゲンを生み出すためにはビタミンCも不可欠で、アミノ酸とビタミンCを併せて摂れば、より効率よくアミノ酸を活用できるのです。

コラーゲン生成に必要なアミノ酸はタンパク質から供給されるので、基本的には、普段の食事から体内のコラーゲンは十分に補えます。ちなみに、タンパク質の摂取量の目安は、毎日体重一キロあたり一・〇〜一・二グラム。また、何らかの理由で偏った食事をしている場合は、サプリメントで補っても構いません。

特に、煮こごり、豚足、牛すじといったゼラチン質、フカヒレや鶏の手羽先など、コラーゲンが豊富な食品を自覚的に食べられれば理想的ですが、こうした食材は、意識しないとなかなか食べることもないでしょう。もっとも、これらは毎日摂らなくてはいけない食材ではなく、数日に一回の頻度で十分です。

一方、厚生労働省が推奨する成人の一日あたりのビタミンC摂取量は一〇〇ミリグラム。この数値をクリアするには、基本的に普段の食事で十分です。しかしながら、この数字は欠乏症にならないための数値なので、実際のところ、血管を丈夫にしよう、筋肉を鍛えようという心づもりであれば、推奨量の数倍、五〇〇ミリグラム程度は摂ったほうがベターです。

そのほか、血管壁をしなやかに保つためには脂肪酸も大切で、なかでも、ＥＰＡ（エイコサペンタエン酸）やＤＨＡ（ドコサヘキサエン酸）といった魚介由来の脂肪酸が不可欠です。

また血管壁は、血液とつねに接しているので、血液の成分によって傷つけられたり、血圧によってもダメージを受けます。特に、タバコの煙に含まれる化学物質が血液中に入ると血管壁に傷害を与えます。

こうした様々な老化要因から血管壁を守るのは内皮細胞で、その機能を維持するためには抗酸化物質が有効です。血管の保護作用を期待できる成分としては、抗酸化力を持つビタミンC、ビタミンE、カロチノイド、ポリフェノールなどが挙げられます。

血液の状態が血管年齢を左右する

先述のとおり、血管年齢は血液中の成分、すなわち血液の粘度によっても大きく左右されます。できれば**一番目の新厄年（男性二四歳・女性二五歳）**、**二番目の新厄年（男性三七歳・女性三九歳）**と、まだ若いうちから対策を講じてほしいところです。

理想はいわゆるサラサラ血液で、粘度の高いドロドロ血液はNG。端的に「血液年齢」を想定するならば、若々しい健康な血液ほどサラサラで、濃縮したドロドロ血液は、「血液の老化」と考えてもいいでしょう。

体のどこかが出血しても、しばらくすると傷口で止血されます。これは血小板と血液凝《ぎょう》固《こ》因子の働きによるもので、血液凝固因子が不足していると出血がなかなか止まりません。しかしながら、血液凝固因子が逆に多すぎてドロドロしてしまうと、血栓ができやすくなり、ひいては血行障害を起こしやすくなるのです。

人体は、小さな血栓であれば溶解して、再びなめらかな血管壁に戻す能力を持っています。この作用を線溶系と呼んでいます。この線溶系を活性化してくれるものとして、納豆に含まれるナットウキナーゼがあります。メタボリックシンドロームになると、この線溶系の機能が低下し、血栓ができやすくなるのです。

血液をサラサラにする、すなわち異常な血液凝固を起こさないようにするには、十分な水分補給と魚の脂が役立ちます。

一方、サラサラ血液を阻害する要因としては、糖尿病、脂質異常症、あるいは食後高血糖症、食後高脂血症などがあります。

こうした病気の判定が当てはまらない場合でも、血液中のブドウ糖やコレステロールなどの成分が増加するほど、粘度の高いドロドロ血液になり、血栓ができやすくなります。また、メタボリックシンドロームの場合も、血液をドロドロにさせる因子が、内臓脂肪組織から出てきます。

血管との関係でいえば、食後高脂血症や食後高血糖症は、激しく数値が上昇するので、血管に大きな負担をかけます。数値が急に跳ね上がらないようにするためには、食物繊維を摂って消化吸収を遅らせたり、消化吸収の早い砂糖などを少なめにすることです。

また、一度に大量に食べると、必然的に血液中の糖質や脂質の量が一気に上昇します。血糖値をコントロールする膵臓にも大きな負担となり、糖尿病の引き金になりかねません。

さらに、食後の血液ドロドロ状態も注意が必要です。食後に血液中の脂質や糖質が上昇することと自体は、自然の摂理なので構わないのですが、数値を体内で上手にコントロールできず、上昇の度合いが一定ラインを超えてしまうと体によくありません。近年、メディアで食後高脂血症や食後高血糖症が話題に上ることが増えたのも、問題のある人が増加傾向にある状況を反映しているのでしょう。

人間ドックなど、空腹時の数値だけを検査をしていると、こうした不具合を見つけられないので要注意です。

血液の質を改善する食事とは

では、どのような血液が理想なのでしょうか。

まず赤血球の材料となる鉄分がある程度ないと、血液を通じて酸素を運ぶことができません。全身に酸素を十分に届けられないと、私たちの体はエネルギー産生が悪くなって、筋肉細胞をはじめ、あらゆる細胞の機能が低下してしまいます。

また、血液中の赤血球を作るには、腎臓の働きがよくないといけません。なぜなら、赤血球は骨髄《こつずい》で作られるのですが、この活動をコントロールするのがエリスロポエチンと呼ばれる造血ホルモンで、このホルモンは腎臓から分泌されているからです。

こうしたつながりにより、腎臓が悪い人は貧血になりやすい傾向があります。貧血になると、神経系や筋肉、免疫力などの機能が全体的に落ちてしまいます。

そのほか、血液と血管の若さを保つ食材として、野菜や果物を十分に摂ることが大事です。なぜなら、野菜や果物には、コラーゲン合成に欠かせないビタミンCに限らず、高血圧対策となるカリウムをはじめ、様々なビタミンやミネラルが含有されているからです。

たとえば、ビタミンB_{12}と葉酸が不足すると、血管の壁を傷つける物質が増えたり、貧血になりやすくなります。鉄、ビタミンB_{12}、葉酸、ビタミンB_6——貧血予防には、これらの栄養素が大事だと覚えておきましょう。

このうちビタミンB_{12}は、植物性の食品にはあまり含まれていないので、肉など動物性食品を摂らないと不足しがち。おすすめの食材はレバーで、ビタミンB_{12}をはじめ、様々なビタミンも併せて摂ることができます。

一日の食事では十分にビタミンやミネラルを補えないという場合には、適宜《てきぎ》、サプリメントを利用するという手もあります。

ちなみに、食生活全般に対していえることですが、同じものばかり食べる習慣には気をつけましょう。特に、こうした問題が起こりやすいのは、一人暮らしの人。というのも、自分一人だけだと、どうしても好きなものばかりを選ぶクセがつきやすいからです。いろいろな種類の食品を摂りにくいことも問題でしょう。

大家族であれば、ときには自分が好きではないものを食べさせられる機会に出くわします。また、買いだめしたものをしばらく食べ続ける、そんなケースもありません。けれども、残念ながら現代社会では、一人暮らしや核家族化が進み、食べるメニューが偏りやすい状況です。

そうすると、量的には食べすぎるくらい食べているのに、栄養バランス的には偏って、結果、栄養不足に陥るケースが出てきます。そこで、食材を買ったり外食をするときに、あえて普段は選ばないものを選ぶといった工夫も有効です。本人が十分に満足する食事をしていたとしても、偏食になると、体の不調を招きやすくなります。

とはいえ、一人で食事をしていると、多品目の食材を日常的に摂るのは難しいもの。対策としては、一人で食事をするのではなく、何人かで集まって食事をする機会を作るといいでしょう。

中華料理のように、みんなで回転テーブルを回しながらバラエティに富んだメニューを食べたり、大皿料理をいろいろ取り合うような食事がおすすめです。あるいは、一人で外食をするならば、バイキング形式など、選択の幅が広いお店を選ぶのが理想です。

ただし、過食に陥《おちい》らないように、摂取量を加減することも忘れないようにしてください。

実は難しい「塩分適量」の見極め

さて、血管年齢を規定する二大要因といえば、血圧と動脈硬化です。

血管壁をしなやかに保つために必要な栄養素と、動脈硬化の一因であるドロドロ血液を避けるためのポイントについては先に述べたとおりですが、血圧もまた、血管の劣化に大いにかかわっています。

食事と血圧の関係でいえば、高血圧予防には「塩分控えめ」が基本です。本来、塩分とは塩化ナトリウム、つまりナトリウムと塩素の両方がくっついているもの。食品表示の欄をチェックしてみると、ナトリウムが何グラム入っているといった表示があります。が、「ナトリウム量＝塩分量」ではありません。

ここで、高血圧の原因となるのはナトリウム。では、ナトリウムの摂取と血圧には、どのような関係があるのでしょうか。

およそ二対一の比率でナトリウムとカリウムは体に必要なのですが、健康であれば、必要以上のカリウムは、腎臓や副腎《ふくじん》の働きによって汗や尿として排出されます。このとき、排出されるカリウムと同じ量のナトリウムも排出されます。

こうした、カリウムを排出する働きを上手に活用すれば、体内のナトリウムを排出することができ、高血圧対策としても役立ちます。

またカリウムには、腎臓で作られるカリクレインという酵素を増やす働きもあります。カリクレインは血管を広げる働きがあり、結果として血圧を下げる作用をもたらします。

世界的にも、塩分を摂りすぎると血圧が上がるので減塩しましょうという流れがあります。ただし、具体的な数値についてはバラついています。

たとえばWHOは、一般成人について、食塩摂取量は一日五グラム未満と設定しています。日本高血圧学会では、高血圧患者に対して一日六グラム未満、厚生労働省のプロジェクト「健康日本21」では、成人に対して八グラム未満を目標値として設定しています。

とはいえ、どんな人でもとにかく減塩すればいいというわけではありません。たとえば、ある程度までは、塩辛いものを食べたほうが元気が出やすいとも考えられています。

特に高齢者を診ていると、塩分不足の人が少なからずいて、なかでも非常に塩分摂取が少ない高齢者は、寝たきりの人や少食の人に多く見られます。また、ナトリウムが不足すると疲れやすくなり、体の調子を崩しやすいこともわかっています。

こうした点を踏まえると、先に例として出した目標値は、あくまでも一般化した話です。

一律に「一日に何グラム未満」といった塩分制限をするのは賢明な態度ではありません。

また、塩分に対する感受性は個人差があり、五グラム未満に抑えれば「絶対安心」と断言できるわけでもありません。五グラム未満でも、感受性が鋭い人であれば高血圧の一因になりかねません。一方、感受性が鈍い人であれば、塩分を多めに摂っていても高血圧にならないケースも多々あるのです。

ちなみに、二〇一一年の「国民栄養調査」によると、日本人（二〇歳以上）の平均摂取量は男性が一一・四グラム、女性が九・六グラム、全体では一〇・四グラムだそうで、年次推移としては、全体的にゆるやかな減塩傾向にあります。

概して、日本人は塩分の摂りすぎの傾向があることは否《いな》めませんが、具体的な数字に関しては、自分の体質と状況に応じて、適宜《てきぎ》、判断するのが基本です。

たとえば、現状で血圧が高い人、あるいは血圧が高くなってきた人は、塩分量を減らすように気をつけたほうが安心です。一方、血圧が正常な人であれば、一日一〇グラム程度の摂取なら問題ないと考えられます。併せて、腎臓が悪くなければ、野菜や果物からカリウムを積極的に摂るようにしましょう。

ただし子供の場合、幼少のうちに濃い味を好むようになると、その後も塩分を過剰摂取しやすくなるので、薄味に慣れさせて、塩分を摂らせすぎないほうが賢明です。

一方、先に挙げたように、寝たきりの人は塩分が足りない人が少なくないので、そういう状況にある人に関しては、医師に相談することをおすすめします。

そのほか、現在すでに高血圧である、血圧が高めである場合以外にも、両親や祖父母など血縁関係者に高血圧の人や脳卒中を患った人がいれば、あらかじめ塩分に気をつけたほうがベターです。

なぜなら、脳卒中や脳梗塞は、知らず知らずのうちに血管に支障が出て起こる病気。何かあってからではなく、何事かが表に現れる前に、早め早めの対策を講じるべきなのです。

逆に、家系的にはまったく血圧に問題がなく、現状でも血圧がいたって正常であれば、塩分に対して過度に神経質になる必要はありません。

新厄年を機に脳の活性化対策を

脳は人間の心と体をコントロールする臓器です。地球上には様々な生物が生息していますが、そのなかで人間の特性はどこにあるのかと問うならば、脳の発達にこそあるのだといえるでしょう。

つまり脳は、人間を人間たらしめる重要なパーツなのです。

脳の働きは、考えたり記憶したりすること、体のあらゆる機能の全般を調節することなど、非常に多岐にわたります。ですから、脳年齢が若いということは、七大疾患でいえば認知症予防になりますし、さらには全身の健康や若々しさにもつながります。

そこで、**新大厄（男女ともに六三歳）**を前に脳の老化対策をはじめるのではなく、老若男女問わず、今日明日から、脳を若く保つ生活習慣を取り入れてほしいところです。

さて、全身の機能を調整するシステムとしては、一つはホルモンがあり、もう一つは神経系がありますが、その二つともに、脳が中枢になっています。

たとえば、甲状腺ホルモン、副腎、生殖腺《せいしょくせん》ホルモンなどの中枢は脳の視床下部にあり、視床下部が指令基地となり、体をコントロールしています。

ちなみに、過剰なストレスが続くとホルモンがアンバランスになり、心と体の不調を起こしやすくなります。要するに、脳の働きが、心身どちらのコンディションも大きく左右するのです。

さて、「脳が若々しい」ということは、十分に脳が働いているということなのですが、では脳の機能を上げるには、果たして何をすればよいのでしょうか。

まず、その一つの柱は必要十分な栄養。そして、きちんと「必要物質」を脳まで届けるには、体外から取り入れる栄養素だけではなく、体内の消化吸収と血液循環の「整備」も不可欠です。

その脳が働くために必要なエネルギー源となる栄養素は、ほとんどがブドウ糖で、一部ケトン体という物質が使われます。ブドウ糖は、その名のとおり糖質の一種で、いわゆる主食となる炭水化物をはじめ、糖質が体内で分解されて生じる物質です。

一方、ケトン体という名称は聞き慣れないかもしれませんが、こちらは脂肪をエネルギー源として利用しようとする場合に、体内で分解されてできる物質です。

また、脳は様々な臓器のなかでも大量のエネルギーを消費する臓器で、その分だけ活性酸素が発生する部位でもあります。活性酸素は神経細胞を傷害するので、脳の健康を考えるうえでも、抗酸化対策、すなわち活性酸素を抑える食事は大事なポイントです。

具体的には、抗酸化物質であるビタミンC、ビタミンE、カロチノイド、ポリフェノールなどを補うのが理想。こうした抗酸化成分は、記憶力や認知力の向上、あるいはアルツハイマー型の認知症の予防にも効果的だと考えられています。

なかでも、認知症で最も多いタイプのアルツハイマー型に関しては、ビタミンC、ビタミンE、ポリフェノールを摂ることによって症状改善が見られるかどうかという研究が、国内外で進行中です。

いまのところ、その研究結果はまちまちなのが実情で、大量に摂ればOKというわけではありません。しかしながら、少なくともこれらが欠乏すると脳に悪いことだけは明白です。

もっとも、そもそも脳の血管と血行の状態がよくないと、脳に必要な栄養分を運ぶことができません。たとえば脳に血栓ができるなど、血液循環の障害が起きると、たちどころに脳細胞の機能が落ちてしまいます。ですから、脳の血管および血液の成分の状態をよく保つことは非常に大事です。

そのほか、社会全体の高齢化が進むにつれて、アルツハイマー型をはじめとする認知症が増えたこともあり、脳と栄養の関係に関する研究は非常に注目されています。

たとえばアメリカでは、脳の機能を改善する「ブレインフード」の研究が積極的に進められていますが、先に述べた抗酸化物質のほかに、チョコレートやコーヒーといった食材をすすめています。

またサプリメントでいえば、イチョウ葉エキス、ギンコライド、イソフラボン、βクリプトキサンチン、ノビレチン、DHA（ドコサヘキサエン酸）などが挙げられます。

加えて脳では、神経伝達物質も大切です。そのため、コリンなどを含むリン脂質や、トリプトファンなどのアミノ酸も必要です。

ブレインフードはたくさんの種類がありますが、サプリメント一つをたくさん摂ればいいという話ではありません。一つの食品をたくさん摂るよりも、少量でもいろいろな種類を摂るほうがベターだと覚えておきましょう。

脳の発達に必要な脂がある？

実は、脳にとって、脂肪分も非常に大事になります。なぜなら、脳の発育や発達に欠かせない成分だからです。

ただし、脂肪分なら何でもよいというわけではなく、必須脂肪酸の一種であるDHA（ドコサヘキサエン酸）、ARA（アラキドン酸）、EPA（エイコサペンタエン酸）の摂取が重要になります。

特に子供にとってはARA、次いで、DHA、EPAが欠かせません。

脳に含まれる脂肪酸で多いのは、一番がDHA、次に多いのがARAで、脳や神経組織の発達に欠かせない成分です。

ただしARAは、血管に対して動脈硬化を起こしやすくするというデメリットがあるので、適度に摂るのが理想です。

EPAは血液に含まれ、脳の働きをサポートしています。EPAが不足してくると鬱病《うつびょう》や神経障害が起こりやすい、というレポートもあります。

ですから、脳を構成する脂としてはDHAとARAが必須ですが、そのほかEPAもしっかり摂ることをおすすめします。

ＥＰＡとＤＨＡは、青魚をはじめとする魚介類から摂取できます。一方のＡＲＡは、肉、卵、魚など、動物性食品に多く含まれる脂質の一つ。母乳にも豊富に含まれています。必須脂肪酸の一つですが、過剰摂取はＮＧです。

このＥＰＡとＤＨＡは、体内で作れないので食事から摂るしか手立てがなく、しかも欠乏すると、脳が萎縮《いしゅく》してしまいます。ちなみに、必要な脂質を摂ることで脳の働きが活性化する一方、欠乏すると、たとえばネズミによる実験では、目が見えなくなったといった実験結果もあります。

さらに、脳はアセチルコリンという神経伝達物質によって情報を伝えていますが、これがなければ、脳の様々な働きは遂行できません。そのアセチルコリンを作る材料として必要な栄養素がコリンで、これはリン脂質の一種です。

さて、漢方では、自分の体の具合が悪いところと同じ動物の部位を食べて補うといった「相似の理論」がありますが、それには一理あって、脳によい食べ物としては、魚の頭部を食べるのがおすすめです。

また、厳密には魚の頭ではありませんが、魚の目玉の周囲にも、脳にいい脂が多く含まれています。ですから、丸ごと一匹食べられるような魚を摂るのもよいでしょう。そのほか、鶏卵や魚卵もコリンを多く含みます。

脳の機能が特に落ちてくるのは**新大厄（男女ともに六三歳）**以降ですが、対策を早めにはじめるに越したことはありません。

そして、脳にいい食事は子供にとっても大事なので、育ち盛りの子供がいる家庭では、しっかり食べさせることをおすすめします。

脳が老化するメカニズムの謎

脳は、その神経細胞からほかの神経細胞へと、様々な刺激を伝達しなければいけません。伝達の場所のことをシナプスと呼びますが、伝達のためには、「伝達物質＝アセチルコリン」が必要です。

アルツハイマー型認知症は、このアセチルコリンが欠乏して、伝達すべき刺激が伝達されなくなって起こるものと考えられています。アセチルコリンを作る材料となるコリンは、リン脂質に含まれているので、鶏卵の黄身、大豆、イクラなど、リン脂質を含む食品をしっかり摂ることが、認知症の予防につながります。

ビタミンCやビタミンEといった抗酸化物質と同様、たくさん摂ればアルツハイマーが改善するというわけにはいきませんが、欠乏するとよくないことは確かです。

アルツハイマー型認知症の人は、脳内でうまくアセチルコリンを作れなくなっていることがわかっていて、体外から補給するだけでは、脳内にうまくアセチルコリンが入っていかないようだと、近年の研究で判明しました。

現在のところ、アセチルコリンの不足を避けること、アセチルコリンを増やすことがアルツハイマー型認知症の治療につながるのではないかという仮説のもと、アセチルコリンを分解する（＝減少させる）酵素の働きを阻害する物質が、治療薬として使われています。

また、脳を活性化する食べ物についても、様々な臨床試験が行われています。しかし、同じ食材でも、「頭がよくなった」というレポートもあれば、「変わらない」というレポートが併存するなど、ひと筋縄ではいかないのが正直なところです。

最近の研究では、中鎖《ちゅうさ》脂肪酸の摂取がアルツハイマー型認知症の進行を抑えるという報告があります。ちなみに、脂肪酸は脂質を構成している成分で、中鎖脂肪酸は母乳、牛乳、バター、パーム核油、あるいはココナッツ油（やし油）などに含まれます。

さて、脳の老化は萎縮という形で現れます。したがって、脳の萎縮を測定することが、脳の老化の度合いを知る一つの目安となります。

脳が萎縮する現象とは、脳の細胞が死んでしまい数が減少した結果を指します。脳細胞は分裂をして数が増えることがないので、脳の細胞が死ぬと、その分だけ萎縮するのです。

脳に限らず人間の細胞は、歳を重ねるにつれて減少していきます。人間の体はおよそ六〇兆の細胞から成るといわれ、これらの数がずっと維持されていればよいのですが、それは不可能な話です。

脳の細胞が減ってくれれば、その機能が落ちてきますし、皮膚で細胞が減ってくれれば、シワができたりといった老化が現れます。つまり、脳に限らず、細胞を減らさないことが、老化防止の基本的な考え方なのです。

ここで、皮膚の細胞は、死んでも新しい皮膚細胞が作られますが、脳の神経細胞は、ほとんど再生されません。ですから、いったん死んでしまえば、数がどんどん減っていくということです。

また先に挙げたような脳にいい食事を心がける一方、頭を鍛えることも老化防止には不可欠。筋肉を鍛えるには筋肉を動かすことが大事なように、頭も「使って鍛える」のが基本です。

ただ頭を使うといっても、同じことを反復するのではなく、考えたり、悩んだり、笑ったり、ときには泣いたり……頭の様々な部分に刺激を与えるのが理想的。右脳と左脳それぞれをバランスよく使う、手足をよく動かす、細かい運動をする、食べるときによく噛《か》むなど、シンプルなことですが、そういった日常生活の積み重ねにも意味があります。

ちなみに、様々な脳の働きのうち、一般的に低下が現れやすいのは、聴力や味覚といったいわゆる五感。五感などに比べれば、思考力に関しては、さほど衰えない傾向があります。

脳を「オフ」にする必要性とは

脳を健康に保ち、よりよく働くようにするためには、睡眠も大事です。動物実験で眠らせないと、その動物は、脳が萎縮してしまうそうです。

また、脳は非常に激しいストレスを受けるとダメージを受けます。ですから、睡眠にも関係する話ですが、いかに心身をリラックスさせるかという点も大事です。

脳は臓器や筋肉など、あらゆるパーツと互いに連携を保ちながら機能しているので、脳が疲弊して働きが悪くなると、体全体にも悪影響を及ぼします。そのためにも、脳をしっかり休ませて健康を保つことが、全身の健康につながるのです。

とはいえ、高齢になるにつれて眠る力が弱ってきます。「歳をとって、朝早く目が覚めてしまうようになった」などという話をよく聞きますが、こうした悩みの原因の一つは、脳内時計が次第に狂いはじめることが挙げられます。

脳には時間を司《つかさど》る脳内時計のような仕組みがあります。目の奥のところ、視交叉上核《しこうさじょうかく》にその中枢があり、体内時計の親時計の役割を果たしています。視交叉上核の細胞には時計遺伝子がありますが、加齢とともにその働きが次第に鈍ってくるのです。

この脳内時計と連動して睡眠をコントロールするのは、メラトニンというホルモン。脳のほぼ中央部にある松果体《しょうかたい》から分泌されます。メラトニンは別名「睡眠ホルモン」などとも呼ばれ、体を眠らせたり体内のリズムを作る働きがありますが、年齢を重ねるにつれて、その分泌能力が低下してしまいます。

基本的には、太陽の光を浴びると、一四〜一六時間後にメラトニンが分泌されます。メラトニンは日中の明るい間はほとんど分泌されず、夕方以降、暗くなってくるにしたがって、分泌量が増えてきます。

ですから、たとえば時差でうまく眠れないときにメラトニンを飲むと、時差ボケも修正でき、眠りに就きやすくなります。食べ物のなかにもメラトニンを含むものがあり、なかでもバナナなどがポピュラーです。

一方、体内時計を覚醒させるのは、朝の光と朝食です。朝の光と食事でメラトニンの分泌が抑えられます。

また、若いうちから睡眠の質が低い人は、睡眠時無呼吸症候群が潜んでいるケースがしばしばあります。睡眠時無呼吸症候群になると、睡眠時間を十分にとっていても眠りが浅くなり、昼間に眠くなってしまうといったトラブルが出ることがあります。

そのほかにも、近年は昼夜を問わず明るいなかで過ごしているので、体内時計が狂いやすい傾向にあります。

さらに、夜遅くまで交感神経が優位なまま興奮しているといった生活スタイルも、睡眠の質を下げる原因。長時間、テレビやパソコンに向かっている人も少なくありませんが、これらの画面などから出るブルーライトは、睡眠に悪影響を及ぼします。

一方、歳をとると、前述のとおり時計遺伝子のリズムが少しずつ狂いだして、朝早く目が覚めやすくなります。あるいは、トイレのために夜中に目が覚めることが増え、一度起きてしまうとなかなか眠れなくなるという悩みもよくあります。一概にはいえませんが、男女の**新大厄（男女ともに六三歳）**以降に、こうしたケースが増えます。

ただ、疲れは脳が感じるものなので、よく眠れないと日中の疲れが残ってしまい、次第に慢性疲労が溜まってしまいます。

特に、新大厄を過ぎたら、夜の十分な睡眠、起床して光を浴びること、朝食をしっかりと摂ること、そして昼間は光を浴びて十分に体を動かすことが、将来の健康につながっていきます。

こうしたメリハリのある生活習慣を身につけて、脳にある親時計と、胃腸、筋肉、肝臓などにある子時計とを連動させることが大切です。これらがバラバラになってしまうと、体調不良をきたします。

一番目の新厄年後は筋肉量が低下

筋肉量の少ないことが問題になるのは女性のほうが圧倒的に多いのですが、男性も高齢になると、他人事ではありません。というのも、男性も三番目の新厄年（五〇歳）から、少しずつ筋肉の減少が目立つようになるからです。

筋肉減少の理由は、五〇歳頃から男性ホルモンの分泌量が少しずつ低下することが関係しています。そして、筋肉が衰えた状態をサルコペニア（筋肉減少症）と呼びますが、新大厄の六三歳を過ぎた頃から、サルコペニアになる人も増えてきます。

サルコペニアになると、転倒したり関節症を起こしやすいほか、免疫力が低下して肺炎のリスクも高くなります。

このサルコペニアを予防するためには、ストレッチや運動をすること、そして、食生活においてはタンパク質を十分に摂ることが重要です。筋肉を作るためには、タンパク質のなかでも、食材としては肉類が効率的です。

筋肉年齢を若く保つには、**一番目の新厄年（男性二四歳・女性二五歳）**を過ぎた頃から少しずつ対策をスタートするべきです。新大厄の六三歳の時点で目立った筋肉低下が見られるようだと、その後の危険性が非常に高いからです。

筋肉年齢が若いことは、七大疾患のうち骨粗鬆症と変形性膝関節症、ひいてはロコモティブシンドロームの予防になるのはもちろんのことですが、全身の若さや健康を保つためにも非常に大切です。

では、なぜ筋肉年齢が全身の若さや健康につながるのでしょうか。その点を理解するために、筋肉には、そもそもどのような働きがあるのか、もう少し掘り下げましょう。

体を動かすために筋肉が不可欠だということはいうまでもありません。でも、それだけが筋肉の働きではないのです。筋肉が担っている大事な働きの一つとしては、筋肉を動かすことによって体内の熱を生み出すことも挙げられます。

ですから、筋肉量が少なければ少ないほど体が冷えやすく、結果として、免疫力が低下して抵抗力が落ちてしまったり、肩こり、腰痛、頭痛、便秘《べんぴ》、生理痛など、様々な不調を招きやすくなったりするのです。

しばしば「体温を上げて健康になろう」などといいますが、そのためには、筋肉をつけて基礎代謝を上げることがポイントです。

昔と比べて、一般的に平熱の低温化が進んでいたり、いわゆる冷え性だと自認する人も増えています。こうした悩みに対しても、筋肉をつけることが根本的な解決策となります。

では、筋肉の老化はどのような形で現れるのでしょうか。一番わかりやすいのは筋肉量の減少です。

一般的に、成長のピークを過ぎると、運動能力は年齢とともにゆるやかに下降線をたどります。その大きな要因は、筋肉の衰えといってもいいでしょう。

ただし、筋肉量が減少するのは老化ばかりが原因とは限りません。たとえば、ダイエット中に筋肉が落ちてしまったなどというケースもよくあります。これは、痩せる際に脂肪組織だけでなく筋肉も分解し、エネルギーとして消費してしまうからです。

いい換えれば、安易なダイエットは老化を加速するということ。ですから、若い女性をはじめ、くれぐれも気をつけてほしいところです。

さて、一般的に私たちは中年を過ぎる頃から体が疲れやすくなります。ふとしたときに「疲れやすくなったな」などと思いながら、体力の低下とともに年齢を実感する。こうした例も、実は筋肉量の低下が原因なのです。

まず、筋肉量が低下すると、気づかないうちに歩く速度が遅くなるなど、徐々に動作が緩慢になるといった変化が現れます。少し体を動かしただけでも疲れやだるさを覚えたり、体を動かすことがきつくなったりしてきたら、要注意です。

そのほかにも、筋肉量が低下すると、ふらついてつまずいたり、転んだり、様々なアクシデントが起こりやすくなります。高齢になると、こうしたアクシデントが老化を加速させる原因にもなるので、とりわけ用心が必要。大腿骨骨頭の骨折によって寝たきりになるケースも少なくありません。

逆にいえば、筋肉が十分にあれば、自然と歩く速度も速くなり、少しの運動くらいでは疲れが残りません。運動不足の人は、どうしても動きたくなくなるものですが、そうすると、ますます筋力が低下するという悪循環に陥ります。

できるだけ「動ける体力」をキープする――それが筋力の若さ、ひいては体の若さを保つ秘訣なのです。

昨今は、若い女性が携帯電話を見ながら、ゆっくり歩いている姿を見かけますが、将来ロコモになるのではないかと心配になります。

健康寿命を左右する筋肉量

実際、筋肉量が多いほうが健康のためにはよいと、多くの研究家が口を揃えて述べています。たとえば、血液中の脂質の上昇を予防したり、アルツハイマー型の認知症の進行を抑えるなど、運動が様々な病気の予防や改善に役立つことも、研究で明らかにされています。

そのほか身近な運動の研究報告として、速く歩ける人のほうが長生きできるという結果も発表されています。また、速く歩ける人は健康寿命が延びるのではないかという観点から、歩く速度と健康寿命の関係についても研究が進められています。

いずれにしても、様々な研究結果から類推すると、健康寿命を延ばすには、筋肉量を維持することが大事だと考えられます。ですから、若いうちから「速歩きができる体をキープする」ということを一つの目標として掲げるのもいいでしょう。その程度のことなら、明日からでもすぐに実践できるはずです。

ちなみに、歩く速度のほか、その人の筋肉量の程度を大まかに判断する指標としては、握力がよく使われます。

ところで、「体を動かす」とひと言でいっても、その動きは無数にあり、ひいては筋肉が担う役目も様々です。手を上げる、足を動かす――こうした日常的な動作に呼応する筋肉だけでなく、内臓の奥に潜む細かい筋肉、呼吸に関する筋肉、咀嚼《そしゃく》する筋肉など、数え上げたらキリがありません。

これらの筋肉は、筋肉細胞の構造としては共通項があるものの、「骨格筋《こっかくきん》と平滑筋《へいかつきん》」「速筋《そっきん》(白筋《はっきん》)と遅筋《ちきん》(赤筋《せっきん》)」など、その働きなどによって分類して語られることもあります。

ちなみに、骨格筋は文字どおり、骨格を動かす筋肉で、意識的に動かせる随意筋《ずいいきん》。他方、平滑筋は内臓(心臓を除く)に分布する筋肉で、自律神経の支配下にあり、自分の意思でコントロールできない不随意筋です。

一方、速筋（白筋）はダッシュやジャンプといった瞬発力が必要な運動に向いた筋肉で、遅筋（赤筋）はジョギングや水泳といった持久力が必要な運動に向いた筋肉です。

では、老化の過程に関しては、筋肉のタイプによって違いが見られるのでしょうか。

答えはシンプルで、基本的な仕組みとして、よく動かす筋肉は発達し、動かさない筋肉は萎縮してしまいます。そのため、よくも悪くも目立った変化が生じるのは、私たちが意識的に動かせる筋肉、すなわち骨格筋なのです。

たとえば、日頃から運動不足の人が急に体を動かそうとすると、筋肉が負担に耐えられず筋肉痛になったりします。それは、筋肉が知らないうちに衰えているから。

一方、平滑筋は自分の意思とは別に動いているので、骨格筋のように、使わないから衰えるということはありません。とはいえ、それでも加齢とともに内臓の活動が鈍るので、ゆるやかながら衰えが出てきます。

また、筋肉の動きを司っている脳は、よく動かす筋肉は意識しますが、あまり動かさない筋肉は意識しなくなることがわかっています。ですから、脳を活性化させるためにも、様々な筋肉を動かすのがベターなのです。

たとえば、普段はやらない動き、細かい動き、複雑な動きをするほうが、脳によりよい刺激を与えられ、認知症になる確率を下げるといわれています。この点を踏まえると、ワンパターンでルーティンな運動をするよりも、あれこれと好奇心を持って、いろいろと体を動かすほうがおすすめです。

逆に、ある程度の年齢を超えてから、骨折をするなどして一時的に寝たきりになると、体が非常に衰弱しやすくなり、記憶力の低下、ひいては認知症も出やすいことが明らかになっています。

また、寝たきりになると、骨格筋だけではなく、消化に関する筋肉なども低下しやすいのではないかと考えられています。

とにかく、筋肉をキープすること、そして体を動かすという刺激が、老化防止や健康寿命に役立つことは確かです。自分が気軽にできそうなことからで構わないので、なるべく若いうちから適度な運動習慣を身につけましょう。

筋肉を若く保つ食事のポイント

続いて、視点を変えて、食事の面から筋肉をサポートするにはどうすればよいか――この点についても押さえておきましょう。というのも、筋肉をつけること、体を動かすことが大事だと先に述べましたが、筋肉を作る材料として、また体を動かすパワーとしても、食事が大いに関係するからです。そして仮に、こうした生命活動に必要な栄養分が不足すると、全体的に筋肉量は下がってしまいます。

つまり、運動と食事、この両輪が揃って初めて、加齢にあらがい筋肉を若く保てるのです。

筋肉維持には筋肉を「使う」ことが不可欠ですが、筋肉にとって必要な栄養が十分に届くことも大切。特に自分の意志で動かせない平滑筋のような筋肉については、必要な栄養素をしっかり摂ることこそが、筋肉の若返りのポイントになります。

具体的には、第一にタンパク質。基本的に、筋肉はタンパク質からできているので、筋肉を作る材料としてタンパク質を摂らなければなりません。

筋肉を作るのに適しているのは、まず肉類、次いで魚介類のタンパク質、そのほか大豆などの植物性タンパク質も使われます。こうしたタンパク質をバランスよく適量を摂っていくのが理想です。

肉食は、要するに動物の筋肉を食べているということですから、私たちの筋肉を構成する様々な成分がすべて含まれています。一方、植物性タンパク質だと、構成する成分の割合が筋肉とは異なったり、含有するミネラルに少々偏《かたよ》りがあるので、「効率的に筋肉を作る」という観点からは劣ります。

もっとも、肉を受けつけない嗜好や体質の人など、肉を好まない場合は、植物性のタンパク質で代用できないわけではありません。

ただし、食品や食材は一つの栄養素で構成されているわけではありません。肉を食べる場合であれば、タンパク質だけでなく脂もついてきます。ですから、肉を食べるにしても、脂身をどのくらい避けるか、どのような部位を食べるかといった選択眼も重要です。

たとえば、すじ肉を食べれば、筋肉とコラーゲンを一緒に食べられるので、コラーゲンの恩恵もプラスされます。一方、バラ肉や霜降《しもふ》り肉のような脂身の多い部位を選べば、アミノ酸といった筋肉に関係の深い栄養素だけでなく、脂肪もたくさん口にすることになるので、カロリーがグンと上がります。

運動をしている人や若い人であれば、多少カロリーが高くても支障はありませんが、そうでない人が脂身を食べると、すぐにカロリーオーバーになります。ですから基本的には、肉の脂身の少ないところ、赤身を中心に選ぶのが賢明です。

魚も筋肉に相当する身の部分があり、そして皮と身の間には脂肪分がついています。しかし、肉の脂身とは異なり、ＥＰＡやＤＨＡなど、魚の脂は血液循環をよくしてくれる働きがあります。

筋肉にしっかり栄養を届ける大前提として、血液循環が大事なのはいうまでもありません。日本人の魚離れが進んでいるといわれて久しいですが、積極的に魚を摂ることをおすすめします。

タンパク質の「適量」の目安とは

では、タンパク質の摂取に関して、どうやって「適量」を判断するべきなのでしょうか。

この適量については、食べた量、すなわち体内に取り入れた量と体外に排出される量を調べることで導き出せます。算出の結果、一日につき、およそ体重一キロあたり一〜一・二グラムぐらい摂るのが適量だとわかっています。ちなみに、体重一キロあたり〇・七グラム未満になると、欠乏気味になるといわれています。

この計算に当てはめると、たとえば体重五〇キロの人だったら、一日に五〇〜六〇グラムのタンパク質が適量で、三五グラム未満になると欠乏気味ということです。

基本的にタンパク質は、食べすぎても腎臓によって処理されて、体外に排出されてしまいます。体に溜まらず、肥満に結びつきにくい点はよいのですが、腎臓に負担がかかるので、タンパク質の過剰摂取は避けたほうが賢明です。目安としては、体重一キロあたり二グラムを超えると腎臓に負担がかかってくると考えてください。

もっとも、腎臓に問題のない人であれば、体重一キロあたり二グラムぐらい摂っても、すぐに何か支障が出るわけではありません。気をつけてほしいのは、糖尿病や高血圧症など、腎臓に普段から負担をかけているような人。こうした人がタンパク質を摂りすぎていると、早いうちに慢性腎障害になります。

近年は、糖尿病の予防改善やダイエット目的などで、低糖質食をすすめられるケースがあります。低糖質食の実践に当たっては、三大栄養素の一つで、「主食」でもある糖質を制限する代わりに、タンパク質と脂肪によってエネルギー源を補うのが基本。つまり、低糖質食は「高タンパク・高脂質食」の裏返しともいえるのです。

しかし、高タンパク・高脂質の食事は、度を超えると腎臓に不具合が生じたり、動脈硬化の引き金になるので、短期間であればダイエットや血糖値降下の目的に適《かな》いますが、長期的には注意が必要です。

筋肉をキープするためにも、新たに筋肉を増やすためにも、タンパク質は必要不可欠な栄養素。スポーツ選手をはじめ、特に筋肉をつけたい人は、筋肉の材料となるタンパク質を多く含む食品を食べたり、アミノ酸やペプチドといった体内吸収率のいい形でタンパク質を摂ったりするのがおすすめです。

そのほか重要なのは、ビタミンB群やマグネシウムといったミネラルです。

肝臓や筋肉には、エネルギー源としてグリコーゲンが貯蔵されているのですが、グリコーゲンを分解し、ブドウ糖として利用するためには、ビタミンB群が必要なのです。

糖質を多く摂取するとビタミンB群が多く消費されて、ビタミンB_1が不足しがちになります。そして、ビタミンB_1が欠乏すると、筋肉の働きが低下してしまうのです。

ビタミンB_1の欠乏症は、いわゆる脚気《かっけ》と呼ばれる病気で、運動能力が低下するだけでなく、心不全で亡くなる人もいるので油断できません。

また、エネルギーはおもに筋肉中のミトコンドリアで作られるのですが、ミトコンドリアで脂肪を燃やすには、ビタミンB群の一つであるパントテン酸と、アミノ酸の一種であるカルニチンが使われます。筋肉を動かす神経系にとっては、さらにビタミンB_{12}が大切です。

一方、カルシウムとマグネシウムは神経伝達機能に必要なミネラルで、筋肉を効率よく働かせるために役立ちます。

また、筋肉を使うほどミトコンドリアで活性酸素が発生しますが、それを除去して筋肉のミトコンドリアを回復させるためには、ビタミンC、ビタミンE、コエンザイムQ10といった抗酸化物質も必要です。

年齢とともに、筋肉の疲労物質が溜まりやすくなります。その理由としては、ミトコンドリアの代謝の低下と血液循環の滞《とどこお》りが挙げられます。特に血行の悪化は、筋肉に疲労物質が溜まる大きな要因。なかでも、末梢血管の血流不全が大いに関係すると考えられます。

ミトコンドリアは、筋肉の活動をはじめ、生命力の源となるエネルギーを生産する工場のようなもの。「ミトコンドリア工場」の稼働は、様々な成分の共同作業があってこそ成り立っています。タンパク質に気をとられて忘れられがちですが、こうした微量栄養素の摂取も大切なのだと頭に入れておきましょう。

女性は若い頃から骨・関節対策を

骨年齢や関節年齢を若く保つことは、骨粗鬆症や変形性膝関節症の予防策そのもので、寝たきりになることなく動ける体を維持するために重要です。

骨の老化は脆さとして現れます。骨が脆くなると、どんな問題が生じるのかといえば、骨折をしやすくなるのはもちろんですが、そのほかにも、負荷を十分に受け止めきれずに、関節が潰れて狭くなってきたり、関節が変形して痛みが出たりします。

つまり、骨の老化と関節の老化は密接に関係しているのです。

また、先に挙げた症状や弊害が出てくると、体を動かすのがしんどくなるので、おのずと運動量が少なくなります。すると、必然的に筋肉が弱くなるという、負のスパイラルにも陥りがちです。

視点を変えれば、関節に過剰な負担をかけないためには、骨を丈夫にすること、筋肉を鍛えること、この二点に気をつけなければならない、ということです。

しかしながら、骨と関節とは、少々複雑な相関関係にあります。というのも、肥満や運動などにより受ける負荷は、関節にとっては望ましくありませんが、骨密度をキープするためには、ある程度のストレスが必要なのです。

つまり、矛《ほこ》と盾《たて》のような関係にあり、両者のほどよいバランスを意識する必要があるということです。

骨に負荷がかからない状態で過ごしていると、骨密度が低下して骨が弱くなります。極端な例としては、宇宙飛行士のケースが有名です。宇宙空間という無重力の世界で過ごしていると、もともと健康な彼らでさえ、地球に帰還直後は歩くこともままなりません。

そういった事例を見るにつけ、思いのほか、骨の強度が失われるのはあっという間であることがわかります。宇宙飛行士ほどではありませんが、病気やケガで一時的に寝たきりになった場合も、私たちの筋肉や骨は急速に衰えてしまうのです。

もっとも、リハビリによってある程度の回復は見込めます。とはいえ、高齢になればなるほど、体はより衰えやすく、回復しづらいもの。骨折などにより動きが不自由になると、復活するまでに時間を要します。そうすると、その間に骨折箇所以外の筋力にも衰えが出はじめるなど、マイナスの波紋が身体中に広がってしまうのです。

では、どのようにして、骨や関節の衰えを予防すればよいのでしょうか。

基本中の基本は、適度な運動です。その筆頭格といえばウォーキングですが、体内年齢を若く保つための方法としては、関節に過剰な負担がかからないよう衝撃を減らすのがポイントになります。

具体的には、歩くときにはクッション性のいい靴を履くこと。そして歩く場所に関しては、できればアスファルトのような硬いところではなく、土や草などクッション性の高い場所のほうが関節にとってはベターです。特に、肥満体型の人や関節に不安がある人は用心してください。

あるいは、関節が悪い、体重が重いといった人は、関節の負担を減らす意味で、水中散歩で鍛えるのもよいでしょう。水中散歩は関節に負担をかけない一方で、水の抵抗がある分だけ、普通のウォーキングよりも筋肉がつきやすいというメリットもあります。

他方、重いものを持って歩くと、関節には負担になりますが、骨を鍛えられるというメリットがあります。ということは、骨や関節の状態、つまり骨年齢や関節年齢によって、適した運動の形を見極める必要があるということです。

運動をするための時間を毎日作るのが難しい人でも、ちょっとした時間に屈伸運動をしたり、通勤時、つり革につかまりながら片足立ちをしてみたり、かかとを上げてみたりといった工夫をするだけでも、十分に意味はあります。

意外なカルシウム源の食材

さて、骨年齢や関節年齢を上げてしまう原因に生活習慣が絡《から》んでいることがほとんどですが、食べ物の観点から若さを保つにはどうすればよいのか、アドバイスをしましょう。

「若々しい骨」とは、いかに骨が丈夫かという話でもあります。骨の丈夫さを規定する要素を栄養面から考えると二つあり、一つは基質となるコラーゲン、もう一つは骨の成分となるカルシウムです。

つまり、この二つをしっかり補うことが骨を丈夫にする基本。特に、カルシウムの不足によって骨が脆くなり、骨粗鬆症に至るケースがよく見られます。

カルシウムを多く含む食品としては、牛乳やヒジキなどがポピュラーですが、意外なカルシウム源としては大豆製品があります。大豆製品であれば、毎日の食事に取り入れやすいでしょう。

おそらく、現代のように、あれこれ食材を選べる環境にはなかった昔の日本人にとっては、味噌が重要な食材になっていたと考えられます。

また、現代の日本人の食生活においても、大豆、豆腐、納豆、味噌、豆乳、きな粉など、大豆製品からのカルシウム摂取が一番多いのではないでしょうか。

そのほか、小魚類を丸ごと食べるのもおすすめです。

もっとも、カルシウムが体内に吸収されるためには、ビタミンDやビタミンKも不可欠。ビタミンKは納豆に豊富に含まれるほか、緑黄色野菜や海藻類などから摂取できます。ビタミンKは、普通に食事をしていれば、たいてい問題はありませんが、ビタミンDの欠乏には要注意です。

ビタミンDは「骨のビタミン」と呼ばれることがありますが、骨や歯の生成に重要な役割を果たしています。具体的には、腸においてカルシウムの吸収を高めたり、いったん腎臓を通過して排泄されたカルシウムを再吸収するように働きかけます。ですから、カルシウムと同様、骨を丈夫に保つために欠かせない栄養素なのです。

仮にカルシウムを十分に摂っていても、ビタミンDが足りないと、吸収効率が悪いために、血液中のカルシウム不足を補うために骨が溶け出すという残念な結果になります。

このビタミンDは、紫外線に当たることで、皮膚でも作られます。ですから、適度に戸外に出て日に当たっていれば問題ありません。

国立環境研究所と東京家政大の研究チームによると、一日に必要なビタミンDを作るには、一二月の晴天の正午では、沖縄県那覇《なは》市で八分、茨城県つくば市で二二分、北海道札幌《さっぽろ》市では七六分、それぞれ日光浴が必要であるという結果を報告しています。

ちなみに、紫外線が強い七月の晴天の正午の場合は、那覇市が三分、つくば市が四分、札幌市が五分だったそうです。

さて、ビタミンDが十分に足りているかどうか知りたい場合は、血液検査をして活性型のビタミンDを測定するとわかります。一般の血液検査では測りませんが、希望をすれば測定可能です。

ちなみに、ビタミンDの活性型の量が十分にあるとガンになりにくいというレポートも出ています。

これまでは、一定の病気に対して「できるだけ早期に見つけよう」というスタンスで、血糖値やコレステロール値などを検査してきましたが、骨やホルモンの検査などは省略されてきたのが現状です。

しかし、第三章でも触れたとおり、これからの時代は、こうした健康寿命を延ばすことを積極的にサポートする検査を、その人の体質に応じて、取捨選択して受けられるような態勢を作るべきだろうと考えます。

また、年齢とともにコンドロイチンやヒアルロン酸など、関節や軟骨を構成する様々な成分も減ってくるので、こうした成分を含む食品を積極的に食べることもおすすめします。

コラーゲンとヒアルロン酸を効率よく摂取できるおすすめ食材としては、一四一ページで紹介したとおり、ヒラメ、アサリ、カレイ、タイ、鶏の手羽先、牛すじ、豚肉、ウナギなどが挙げられます。

そのほか、骨密度は女性ホルモンの分泌が関係しています。ですから、栄養素としては、大豆食品に含まれるイソフラボンも意識的に摂るべきでしょう。

特に、カルシウムやビタミンDの摂取は、二〇歳前から気をつけてほしいところ。なぜなら、この年代で、骨量がある程度完成してくるからです。

どちらかというと若い世代は、ダイエットに熱心なあまり、必要な栄養素が不足してしまう傾向があります。さらに、女性は妊娠・出産によってもカルシウムが不足しやすくなるので、十分に摂取しましょう。

骨と関節の病気がはっきりと現れてくるのは、更年期を迎える**三番目の新厄年（男性五〇歳・女性五二歳）**のあたりからです。

とはいえ、病気が発現してから元に戻すのは無理な話。できれば、男性は**二番目の新厄年（三七歳）**あたりから、また、女性は骨粗鬆症や変形性膝関節症の発症率が高いので、**一番目の新厄年（二五歳）**を過ぎたあたりから、対策をスタートするのが理想です。

腸の老化は二番目の新厄年以降

次に、腸について述べましょう。

腸年齢は、腸内環境によって大きく左右されます。そして、腸の働きは全身の細胞の栄養状況に響いてくるので、腸年齢を若く保つことは、全身の老化予防につながります。

一般的には、**二番目の新厄年（男性三七歳・女性三九歳）**を過ぎた頃から腸の老化がはじまります。しかしながら、近年は、一〇歳代でも五〇歳代の腸年齢を呈する人もしばしば見受けられるので、実年齢から「まだ大丈夫」と高をくくるのは賢明ではありません。

では、腸内環境をよい状態にキープするにはどうすればよいのでしょうか。その役目を担う要《かなめ》が腸内細菌です。

というのも、腸内は外界からたくさんの物質が入ってくる場所。ですから必然的に様々な病原菌が存在し、外来性の細菌とも闘わなければなりません。そのためには、腸内細菌がしっかり機能する状態にあるのが理想的なのです。

具体的には、発酵食品を食べることが第一のポイントになります。

便通がうまく調節できていることも大切ですが、その環境づくりにも腸内細菌が大きな役割を担っています。

便通を整える働きをしてくれるのは乳酸菌。ですから、発酵食品のなかでも、ヨーグルトなどの発酵乳製品、漬物、味噌、醬油といった、乳酸菌を含む食品を摂ることが大事です。

ちなみに発酵食品は、そのほかにもよい点があります。一つは、食品は発酵することによってタンパク質の分解が進み旨《うま》みが増すとともに、消化がよくなること。また、栄養価が高まる場合も多いのです。

また乳酸菌は、整腸作用のほか、ビタミンB_1、B_6、B_{12}、ビタミンKなどを作り出す作用もあります。ですから、ヨーグルト、味噌、納豆など、種類は問いませんが、何かしらの発酵食品を摂る習慣を作ってほしいところです。

ビタミンB群は水溶性なので、体内に蓄積できず、多めに摂れば尿として流れてしまいます。ですから、「毎日こまめに」が理想です。

余談ですが、水溶性という点では電解質も同様。具体的にはナトリウム、カリウム、カルシウム、マグネシウムが挙げられますが、これらも体内に溜めることはできません。できるだけ「毎日摂取」が基本です。

一方、脂肪分や脂溶性《しようせい》ビタミンは、すぐに体外に排出されるわけではありません。したがって、二〜三日に一回程度の補給で大丈夫です。裏を返せば、摂りすぎると過剰症を起こす可能性があるということ。脂肪過多な偏食や食べすぎには気をつけましょう。

そのほか、食物繊維は乳酸菌の働きを助けてくれるので、積極的に摂りましょう。また食物繊維は、水分を吸収して、ある程度ボリュームを作ってくれるので、腸を刺激して便通を助ける役目も果たします。

目安として、食物繊維の一日の摂取量は、およそ二〇グラム。もともと日本には、世界的に見れば食物繊維を豊富に摂る食文化がありましたが、最近は食物繊維の摂取量が少なくなってきています。近頃は不足しがちな人が増加傾向にあるようで、厚生労働省の調査によると、平均一四グラム程度だと考えられています。

食物繊維を多く含むのは、野菜、果物、海藻、キノコといった植物性食材で、動物性食材にはあまり含まれません。

このように、腸内環境を整えるには、発酵食品と食物繊維が大事ですが、そのほか腸年齢を若く保つには、腸内の粘膜《ねんまく》を作るアミノ酸、すなわちタンパク質の摂取も大切です。

なぜなら、腸管は体内でも最も活発に細胞が入れ替わる場所の一つで、腸の粘膜がはがれ落ちて新しい細胞ができるといった新陳代謝が、つねに行われているからです。

こうした新陳代謝が活性化することで初めて、腸の機能を維持することができます。腸壁の材料となるタンパク質は、筋肉とは異なり、植物性よりも動物性がいいというわけではなく、ある程度の量のタンパク質を補給すれば十分です。

ちなみに、歳をとると便秘が増えるのは、腸の機能低下が原因だと考えられます。

快便生活を送るには、体のリズムが大切。運動量が少なかったり、不規則な生活を送っていると、体のリズムが作れず、腸の動きが鈍ります。

適度な運動と、体内時計に歩調を合わせるように生活リズムを作る――これは、特に便秘がちな人に守ってほしいポイントです。

こんな食べ方で腸内環境が悪化

腸内環境は加齢によっても変わります。赤ちゃんの頃は母乳の影響で善玉菌が多いのですが、その後、成人するにしたがって、次第に悪玉菌が増えやすくなります。

腸内環境の悪化は腸内に内毒素（エンドトキシン）を増やします。この内毒素が体内に吸収されると、体調の悪化をもたらすので、要注意です。

では、腸内環境が悪化するのには、どんな要因が考えられるでしょうか。

端的にいえば、食事のバランスの崩れです。たとえば、悪玉菌は動物性タンパク質を好むので、動物性タンパク質を摂りすぎると、悪玉菌が繁殖しやすくなります。

また、食品添加物も問題ありです。

現代は、それこそ数え切れないほどたくさんの加工食品が出回っています。確かに非常に便利ではありますが、保存料、甘味料、着色料、香料など、様々な添加物を含む商品も少なくありません。過度に神経質になる必要はありませんが、体にとってプラスの物質ではないので、自分なりに付き合い方を考慮するのが賢い消費者といえるでしょう。

そして生鮮食品に関しては、やはり新鮮さが肝心。古くなるにしたがって、細菌やカビが増殖して、悪玉菌が増え、腸内環境を悪化させてしまいます。

また、過酸化脂質をはじめ、食品が古くなるにしたがって酸化が進行して生じる物質が腸の壁を刺激するので、場合によっては炎症を起こします。

食品には、もともといろいろな細菌が入っているのが普通ですが、一定量以下に減らすように管理されていますし、私たちの体も、胃酸の働きによって、菌を殺して防御をするシステムを持っています。さらに、腸壁の免疫反応によっても、悪玉菌の働きは抑えられます。

しかしながら、歳をとるにしたがって、こうした腸の免疫反応が鈍ったり、胃酸の分泌が落ちてきます。ですから、ふとした不注意で体調を崩したりしないよう、高齢の人は特に新鮮な素材を選ぶ目を持つべきです。

そのほかにも、腸壁を傷つける要素はいくつかあります。たとえば、胃酸の分泌を強く抑える薬を常用している人は要注意です。

そのほか、腸内環境を整える働きを持つ食物繊維も、あまり摂りすぎると腸壁を傷つけることになり、お腹を下したり、お腹のなかで異常発酵を起こしたりします。

また、過敏性腸症候群など、腸が過敏な状態にあるときも、食物繊維が刺激になって、さらにお腹を下しやすくなるので要注意。そうした問題を抱えていなければ、十分に食物繊維を摂るのが理想です。

ちなみに、便秘や下痢になり、腸の老廃物の排泄が適切に行われないと、余分な毒素が体内に吸収されてしまったり、必要な栄養素がしっかり吸収されなくなったりします。ですから、下痢や便秘になりやすい人は、整腸作用のある乳酸菌を摂るなど、体質改善を図ることをおすすめします。

また、体質と摂取量にもよりますが、カフェインの刺激に敏感な人は、コーヒーの飲みすぎで腸の粘膜を傷つける場合もあります。何事も過剰摂取はNGです。

それ以外にも、健康の豆知識として覚えておいてほしいことを挙げると、食べ物のコゲ、熱すぎる食べ物、塩分の濃い食べ物も、消化管にとっては望ましくありません。

食材について過度に神経質になると、つねに疑心暗鬼になって、何もおいしく食べられなくなってしまいますが、ある程度の知識を頭に入れつつ、上手に付き合っていく姿勢は大切でしょう。

肝臓の老化は新大厄以降顕著に

さて、栄養分の消化吸収も大切ですが、その一方で、老廃物の排出も同じくらいに重要です。体内の循環をよくすることは、健康を維持するためには不可欠ですが、そのためには、血流改善だけでなく、老廃物の排出に関わる器官がしっかり機能しなければなりません。

体内の三大解毒《げどく》工場は、肝臓、腎臓、および消化管です。なかでも肝臓は、体内最大の解毒工場。ですから、肝臓年齢を若く保つこともまた、健康や老化予防のカギといえます。

肝臓は有害な物質を分解処理し、毒性の少ない物質に変えます。そして、水溶性物質は腎臓を通じて尿中に排泄、脂溶性物質は胆汁《たんじゅう》に排泄し、消化管を通じて便として排泄します。

こうした解毒機能が低下すると尿毒症や肝不全といった病気になり、老廃物や尿毒物が体内に溜まることで、様々な障害を招きます。

肝臓機能が低下すると解毒が十分に行われなくなります。すると、わかりやすい体の変化としては、皮膚が黄色みがかったり、慢性的な不調が続くと、黒みがかった色になっていきます。

そのほかにも、老廃物が全身に回ると様々な不具合が現れる可能性が高まり、健康寿命も低下します。特に、老廃物が脳に回ってしまうと、肝性脳症と呼ばれる病気が現れる。症状としては、夜に眠れずに昼間に眠くなるといった睡眠リズムの逆転、物忘れがひどくなるといった脳の機能の低下が見られます。

では、肝臓を老化させる因子には、どういうものがあるのでしょうか。

代表的なものとしては飲酒習慣、農薬や化学薬品の摂取、急性の薬物中毒など……これらの因子が絡み合うと、肝機能障害が起こりやすくなります。

また薬には、当然ながら効能もありますが、一方で、すべての薬には副作用がついて回ります。つまり薬は人体にとって、ある意味、毒物にもなりえるのです。解毒処理に当たっているのは肝臓なので、薬の服用のしすぎは、肝臓を疲弊させる要因となります。

肝臓の不調としては、そのほかにも肝炎や、近年増えている脂肪肝などがあります。

この脂肪肝は、肝臓の細胞が脂肪細胞に変わってしまう病状。肝臓自体は大きくなりますが、必要な細胞はむしろ減少して、本来の機能が低下してしまいます。脂肪肝の予防策としては、糖尿病と同じように、糖質や脂質の摂りすぎに気をつけることです。

概して若い人のほうが、肝臓の細胞が多いのですが、**新大厄（男性、女性ともに六三歳）**を迎える一歩手前、還暦くらいから、加齢とともに細胞が次第に減少します。こうした肝臓の細胞の減少が、老化に伴う体の機能低下につながるものと考えられます。

肝臓の機能低下は、血液検査でアルブミンやコレステロールが低下してきたときにわかります。

ちなみに、脳細胞とは異なり、肝細胞は一度減少しても、ケア次第で、元に戻すことは可能です。とはいえ、そういった回復力も、歳を重ねると失われてきます。

また、肝臓はでんぷん多糖類の一種であるグリコーゲンを蓄えたり、脂肪代謝などを調節したりする臓器なので、肝臓の新陳代謝が乱れると、栄養障害も起こりやすくなります。

特にアルコールは肝臓障害の大きな原因で、社会的に禁煙の風潮が強まるなか、今度はアルコールを制限しようという流れもあります。事実、タバコと同様、アルコールも依存症になると、重大な健康障害をもたらします。

さて、肝臓での解毒機能が落ちると、いつまでもアルコールが体内に残るので、二日酔いにもなりやすくなります。

「昔よりお酒に弱くなった」などというセリフをしばしば聞きますが、酔いやすくなるということは、肝臓の衰えが出はじめているサインです。

この肝臓は、しばしば「沈黙の臓器」と呼ばれます。というのも、肝臓は無理を重ねても、症状として、なかなか表に現れにくい臓器だからです。

ひっそりと肝臓の疲弊や老化が進行していても、そのツケが出るのは五〇歳くらいから。それまでは、お酒もかなり飲めるといった特徴があります。それだけに、健診での肝機能の検査結果には十分に気をつけることが大切です。

一方、脂肪肝は肥満と関係しています。内臓脂肪の増加が脂肪肝を引き起こしますし、二〇歳代や三〇歳代など若いうちからかかります。特に男性に多いので用心しましょう。

脂肪肝が進行すると、さらに肝硬変や肝臓ガンまで進行することが多々あります。

肝臓の老化対策としては、**一番目の新厄年（男性二四歳・女性二五歳）**を過ぎて、**二番目の新厄年（男性三七歳・女性三九歳）**に向かうあたりからチェックすることをおすすめします。

検査で異常がなければ問題ありませんが、何か問題があれば、年齢にかかわらず手を打つのが賢明です。

少なくとも新厄年には、血液検査と腹部エコー検査を受けて、自分の肝臓の状態を知り、生活習慣の見直しをしましょう。

長生きできるかどうかの指標

肝臓では様々な抗酸化酵素が作られています。また、「抗酸化」が健康やアンチエイジングの重要なポイントですが、体内で酸化物ができたとき、その処理をするのはほとんどが肝臓です。

そして、アルブミン、フィブリノーゲン、リポタンパクといった主要血漿《けっしょう》タンパク質なども肝臓で合成されます。

このうち、アルブミンの数値は「長生きできるかどうか」と関係します。アルブミンの数値が低いと短命に、高ければ長生きできると考えられるからです。このアルブミンの数値は、血液検査で簡単に調べられます。

なお、アルブミンの数値は肝臓の状態を知る尺度。肝臓の調子が悪いと低下、よくなれば上がります。このアルブミンはある程度まで増やすこともできますが、そのためには肝臓の機能を高めることが必要になります。

では、肝臓の機能を高めるにはどうすればよいのか——肝臓を作る材料となるタンパク質を摂ることが大切になります。

材料となるタンパク質が不足すると、アルブミンの数値が下がり、タンパク質を摂ると上がる。つまり、タンパク質不足は、肝臓を老化させる大きな原因になるのです。

たとえば、入院中に患者さんのアルブミン数値が下がってしまった場合、血液を輸血したり、注射でアルブミンを入れるなどして、数値を上昇させようとします。しかしながら、退院後に、お肉などおいしいものを食べられるまでに快復すれば、自然とアルブミンの数値が上がるものなのです。

このアルブミンは肝臓の健康と直結しているほか、どれだけ栄養が摂れているかを知る指標にもなります。肝機能と栄養の状態という、この二つのものさしになるという意味で、アルブミンの数値を検査する意義があります。

ちなみに、アルブミンが低下するとむくみやすくなるので、それでアルブミンの低下に気づくケースも少なくありません。

先に挙げたように、アルブミンをはじめ、肝臓は体に必要な様々な酵素を作っている臓器なので、栄養素が慢性的に不足すると、肝臓の機能はもちろん、ほかの機能も低下してしまいます。

たとえば、肝機能が低下するほど、体にとって大切な抗酸化物質を作れなくなるので、全身の老化を促す原因になります。

そしてタンパク質のほかには、ビタミンやミネラルの補給も重要です。

ちなみに、急性肝炎の人には、ビタミンやミネラルを注射で補給します。ミネラルのなかでは亜鉛が特に大切。というのも、亜鉛は消化に必要ないろいろな酵素の材料になるからです。亜鉛が不足してくると、食欲が低下するなど、悪循環のもとになります。

また、肝臓は活性酸素を解毒するなど様々な機能を担っているので、大量のエネルギーを消費します。そして、解毒の結果として活性酸素が発生しやすい場所でもあるので、肝臓自体も抗酸化物質をたくさん必要とします。

抗酸化物質としては、抗酸化ビタミンやポリフェノールなどが挙げられますが、具体的に肝臓の機能を回復させる食材としては、ウコンやシジミなど。二日酔いにも役立ちます。

このウコンの色素成分はポリフェノールの一種。抗酸化パワーが強力で、活性酸素を抑えます。シジミに含まれるタウリンも有効成分で、解毒を助けます。タウリンには抗酸化力もあり、有害物と結合して解毒化し、結合したものを胆汁とともに排泄しやすくします。

そのほか、シジミに限らず貝類は、肝臓を助ける食材です。貝類に含まれるタウリンが解毒力を発揮するからです。

ちなみに、二日酔いのときには亜鉛を多く含む牡蠣《かき》がおすすめ。近頃では、牡蠣エキスも、サプリメントとしてよく売られています。

また、健康なうち、若いうちであれば、体内でタウリンを作れますが、歳をとるにつれて、タウリンを作る力が弱ってきます。ですから年齢を重ねたら、しっかりタウリンを補給することが肝臓の老化の歯止めになります。

ところで、肝臓が悪い人はシジミ汁を飲むといいのですが、肝臓が健康な人は、シジミ汁を飲んでも、さほど意味はないようです。

この肝臓のためには、一般的な食材としては、レバーがおすすめです。というのも、レバーはもともと肝臓なので、肝臓にとって必要な成分がほぼ入っているから。基本的には、タンパク質を補うために肉類全般、次いでビタミンやミネラルの補給源として野菜が大切です。

いずれにしても、肝臓は健康長寿のための、縁の下の力持ちのような存在です。疲弊がなかなか表に現れないからこそ、先回りしたケアが必要になります。

あとがき——体内年齢は自分が決める

体質と生活習慣とのミスマッチが病気を呼び込む——本書をとおして伝えたかったのは、このシンプルな事実です。

そして、生活習慣を変えれば、体質も変わります。

ひいては、本書で取り上げた七大疾患、すなわち、脳血管疾患、虚血性心疾患、糖尿病、骨粗鬆症、変形性膝関節症、ガン、認知症を遠ざけて、健康寿命を全うすることにつながるのです。

私たちは、年齢とともに生理的な老化が進行するので、当然ながら、体質も年齢とともに変化します。ですから、第三章で紹介した「八つの厄除け習慣」や体内年齢を若くする秘訣を参考に、年齢に応じたマイナーチェンジを繰り返していきましょう。

実年齢は変えられなくても、体内年齢は自分次第。なぜなら、再三述べてきたとおり、老化の速度は生活習慣によって大きく左右されるものであり、自らの意志で老化を遅らせることが可能だからです。

私たちの体は、それぞれの器官が複雑な連携を繰り返しながら生命活動を営んでおり、そのおかげで健康が維持されています。

たとえば、「○○を食べよう」といった単純な健康法だけに取り組んでも、その効果はごく限られた域を出ることはありません。

本書は、生命活動において特に重要な器官の「若返る習慣」「老化する習慣」、その両方を盛り込み、トータルなケアを実践できるように構成しました。

これらの発想に基づけば、「病気にならない体作り」から、さらに一歩二歩と先行して体内の若返りを図るなど、より積極的に健康を維持できるでしょう。

現在の医療制度は、基本的に「病気の人を見つけて治す」といったシステムですが、今後は、より攻めの姿勢に立って、「病気になる手前」で最善の一手を打つ環境作りが必要だと考えます。

そして、健康度をより高めることも大切です。

私自身、クリニックの診療を通じて、できる限り、その人の状態に応じた食事指導をし、病気を防ぐ積極的な対応を心がけていますが、より多くの人に、予防医学や長寿医学の正しい知識を届けたいと願っています。

本書がこうしたことの一助になれば幸いです。

二〇一四年七月

板倉弘重《いたくらひろしげ》

板倉弘重

医学博士。東京大学大学院医学研究科博士課程修了後、同大学第三内科入局。東京大学医学部講師、国立健康・栄養研究所臨床栄養部長などを経て、エミリオ森口クリニック理事長。この間、カリフォルニア大学サンフランシスコ心臓血管研究所に研究員として留学。主な研究分野は、脂質代謝、動脈硬化、赤ワインやココアなどの抗酸化作用。日本臨床栄養学会監事、日本ポリフェノール学会理事長。

著書には、ベストセラーになった『ズボラでも血糖値がみるみる下がる57の方法』(アスコム)、『コレステロールをしっかり下げるコツがわかる本』(学習研究社)などがある。

講談社＋α新書 664-1 B

63歳《さい》で健康《けんこう》な人《ひと》は、なぜ100歳《さい》まで元気《げんき》なのか

人生に4回ある「新厄年」のサイエンス

板《いた》倉《くら》弘《ひろ》重《しげ》

2014年7月22日第1刷発行

発行者——鈴木 哲

発行所——株式会社 講談社

東京都文京区音羽2-12-21 〒112-8001

電話 出版部(03)5395-3532

販売部(03)5395-5817

業務部(03)5395-3615

装画——朝日メディアインターナショナル株式会社

デザイン——鈴木成一デザイン室

カバー印刷——共同印刷株式会社

印刷——慶昌堂印刷株式会社

製本——牧製本印刷株式会社

定価はカバーに表示してあります。

落丁本・乱丁本は購入書店名を明記のうえ、小社業務部あてにお送りください。

送料は小社負担にてお取り替えします。

なお、この本の内容についてのお問い合わせは生活文化第三出版部あてにお願いいたします。

Printed in Japan

ISBN978-4-06-272859-1